LA
PHTHISIE PULMONAIRE

ET

LA MÉDICATION ARSÉNICO-PHOSPHORÉE

COMPARÉE

AVEC LES DIVERS TRAITEMENTS CONNUS

Étude basée sur de nombreuses observations et les données
les plus récentes de la science

PAR

Le Dʳ LESCALMEL

(de Marseille)

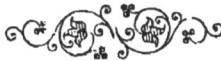

PARIS

ADRIEN DELAHAYE, LIBRAIRE-ÉDITEUR

PLACE DE L'ÉCOLE DE MÉDECINE, 4

1875

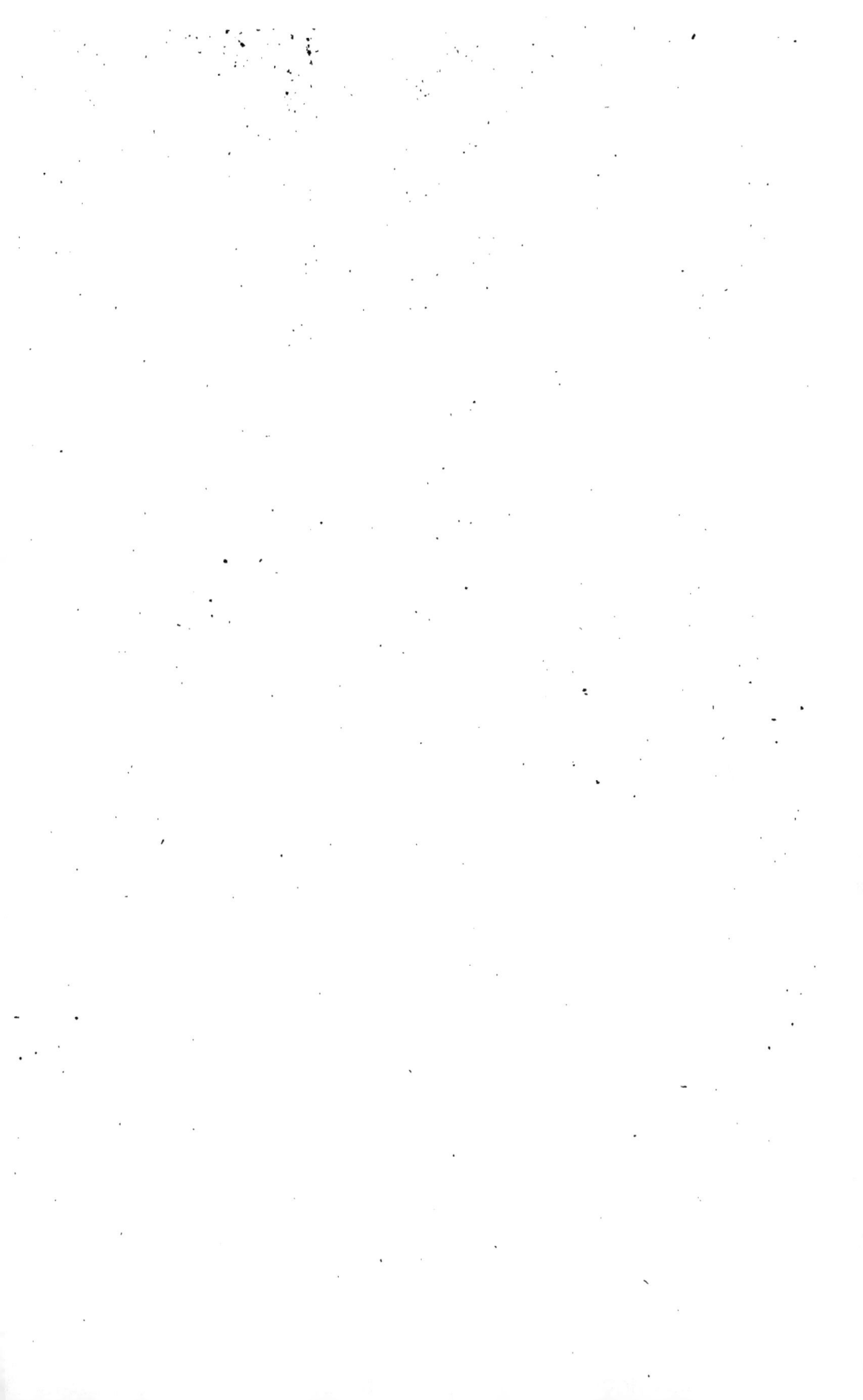

LA PHTHISIE PULMONAIRE

ET

LA MÉDICATION ARSÉNICO-PHOSPHORÉE

COMPARÉE

AVEC LES DIVERS TRAITEMENTS CONNUS

Te77q7(

LA

PHTHISIE PULMONAIRE

ET

LA MÉDICATION ARSÉNICO-PHOSPHORÉE

COMPARÉE

AVEC LES DIVERS TRAITEMENTS CONNUS

Étude basée sur de nombreuses observations et les données
les plus récentes de la science

PAR

Le Dr LESCALMEL

(de Marseille)

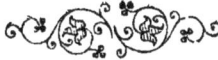

PARIS

ADRIEN DELAHAYE, LIBRAIRE-ÉDITEUR

PLACE DE L'ÉCOLE DE MÉDECINE, 1

1875

MONTPELLIER

L. Cristin et Cᵉ, rue Vieille-Intendance, nᵒ 5. Imprimerie administrative.

INTRODUCTION.

———

Le titre de cet ouvrage en indique le but, je ne viens pas faire une étude de la phthisie, en rechercher les causes, en expliquer la marche, démontrer l'origine du tubercule, discuter les théories allemandes et françaises. Ne voyant que des phthisiques, depuis dix ans, j'en ai soigné un grand nombre, et je viens simplement raconter à mes confrères ce que j'ai vu.

Je n'entreprends pas cependant cette étude sans avoir lu tout ce qui, dans ces dernières années, a été publié sur cette maladie dont le traitement constitue ma seule préoccupation.

De toutes les affections, la phthisie est certainement celle autour de laquelle on a entassé le plus de matériaux ; pour beaucoup de médecins, il en est résulté un profond découragement; pour moi au contraire j'en ai acquis une foi profonde en l'avenir.

Je suis certain qu'une maladie tant étudiée, tant discutée ne restera pas au-dessus des ressources de la thérapeutique, à côté du mal il existe le remède, il s'agit de le trouver.

Guérir est le but de la médecine, et s'il n'est pas toujours permis de l'atteindre, le médecin doit quand même le rechercher sans cesse. Un progrès si minime qu'il soit peut amener un soulagement, toute une vie de labeur pour un tel succès doit être l'ambition de tout praticien.

La phthisie peut-elle se guérir? oui, si l'on n'attache pas à ce mot un sens trop absolu. Pour moi, un phthisique guéri est un convalescent qui doit sans cesse surveiller son état.

Pour obtenir ce magnifique résultat, deux éléments sont indispensables : le médicament et l'hygiène ; en ce qui concerne le second, tout le monde est d'accord et les règles à observer sont connues de tous les praticiens, mais il n'en est pas de même pour le premier, les théories sont nombreuses et par suite leurs applications thérapeutiques ; quelques-uns croient employer ce qu'il y a de mieux, beaucoup se contentent d'appliquer les idées émises par les ouvrages classiques, personne n'est en général satisfait.

Je viens essayer de faire connaître les divers traitements, le bon et le mauvais de chacun, et j'espère convaincre mes confrères de l'inanité d'un grand nombre, car ce qu'il faut rechercher dans les agents curatifs ou même palliatifs si l'on veut, de la phthisie, c'est qu'ils satisfassent au plus grand nombre des indications hors desquelles il n'existe aucun traitement digne de ce nom.

Mon but est de démontrer que de la comparaison de tous les agents employés avec la médication arsénico-phosphorée, il résulte la preuve que cette dernière est la plus rationnelle et celle qui donne les meilleurs résultats.

Par cette étude, je soulèverai bien des critiques, mais appuyé sur de nombreuses et consciencieuses observations cliniques, et un examen approfondi de cette thérapeutique, j'entre résolument dans la carrière.

Le plan que nous suivrons est indiqué par le sujet :

Des considérations générales sur la phthisie doivent précéder l'étude des divers agents thérapeutiques pronés dans le traitement de la maladie, ce qui constitue la deuxième partie.

Approfondir ensuite la médication arsénico-phosphorée et en faire connaître les avantages comparés à ceux obtenus avec les agents précédemment indiqués, tel est l'objet de la dernière partie.

Je resterai certainement bien au-dessous de la tâche que j'entreprends, on m'excusera en pensant à la difficulté que présente toujours un travail de cette nature, d'ailleurs il aura un mérite réel, c'est qu'une indépendance complète y a présidé, faire connaître la médication de notre choix, tel est notre but; obtenir pour elle l'approbation de nos confrères, tel est notre souhait.

Dr LESCALMEL.

Marseille, août 1875.

PREMIÈRE PARTIE

Considérations générales sur la phthisie pulmonaire

ANATOMIE PATHOLOGIQUE.

La phthisie n'est pas une maladie purement locale ni purement générale, a dit M. Pidoux, elle est l'une et l'autre tout ensemble, mais presque toujours avec prédominance plus ou moins prononcée de l'un ou l'autre ordre d'altérations.

Les divers appareils ne prennent pas une part égale à l'affection, ils le font selon leur susceptibilité morbide spéciale.

Le poumon est souvent pendant longtemps le seul organe affecté, malgré l'existence de la diathèse, mais cette résistance de l'ensemble de l'organisme finit toujours par être entraînée et alors apparaissent la fièvre, les vomissements, l'amaigrissement général, car ils ne sont que les effets congénères de la diathèse tuberculeuse (1).

(1) Pidoux, Études sur la phthisie 1873.

Le tubercule se présente sous deux formes, la granulation et la matière caséeuse, ces deux productions quoique d'un aspect fort diffèrent se développent sous l'influence d'une même cause, elles représentent une seule affection, *la diathèse tuberculeuse* décrite pour la première fois dans le poumon par Bayle et Laennec.

Les allemands Virchow et Niemeyer à leur tête, ont donné une théorie contraire ; ils ont prétendu que ces deux altérations étaient le produit l'une de l'inflammation, l'autre de la tuberculose, c'est-à-dire deux processus morbides distincts, limitant ainsi le tubercule pulmonaire à la tuberculisation générale miliaire et regardant la phthisie chronique comme une pneumonie ou une broncho-pneumonie chronique.

Et cependant ces deux maladies varient du tout au tout, la pneumonie très-guérissable en suivant un traitement approprié, la phthisie au contraire dont la guérison est si difficile et si longue à obtenir.

Laennec sans microscope avait vu plus juste, parce qu'il s'appuyait sur la clinique et non seulement sur l'anatomie pathologique ; la doctrine allemande se résume dans ce paradoxe, ce qui peut arriver de plus fâcheux à un phthisique, c'est de devenir tuberculeux, auquel Pidoux a répondu au nom des cliniciens français, ce qui peut arriver de plus fâcheux à un tuberculeux c'est de devenir phthisique, pensée qu'il développe en disant :

« Il est très-dangereux pour des poumons affectés de granulations tuberculeuses plus ou moins lentes à évoluer, d'éprouver des mouvements inflammatoires à

productions tuberculeuses caséiformes qui sont beaucoup plus rapidement destructives que la granulation
développée chroniquement dans le tissu conjonctif. »

Le Dr Thaon se plaçant sur le même terrain que les
allemands, les a convaincus d'erreur histologique, il a
montré, microscope en main, que la fameuse matière
caséeuse, malgré quelques différences plus spécieuses
que réelles est aussi essentiellement tuberculeuse que
la granulation qu'on lui oppose et qui est seulement
plus robuste et plus stable.

Virchow affirme que le tubercule proprement dit, la
granulation tuberculeuse, ne se développe que dans le
tissu conjonctif ou son congénère le tissu séreux.
M. Thaon démontre qu'il se développe avec certaines
modifications aux dépens des cellules épithéliales des
alvéoles pulmonaires et de la couche muqueuse immédiatement sous-jacente de ces mêmes alvéoles.

Lorsque ces granulations naissent de l'épithélium
muqueux, celui des alvéoles pulmonaires par exemple,
elles sont moins persistantes et plus caduques que celles
du tissu conjonctif proprement dit, elles meurent donc
beaucoup plus vite et s'infiltrent immédiatement de
graisse ; on a pu croire que le magma qui en résulte
rapidement est primitivement amorphe et caséeux, et
on en a fait une sorte de pus concret différent essentiellement du tubercule ; ces cellules mourant à l'état
embryonnaire n'ont pas été saisies par les allemands
dans leur phase naissante et elles ont passé à leurs yeux
pour un exsudat d'inflammation simple, tout au plus
d'inflammation scrofuleuse.

Il n'est donc pas de matière caséeuse si consommée qu'elle soit où on ne puisse rencontrer des granulations perdues dans les produits de l'inflammation et qui ont échappé à la transformation cellulo-graisseuse.

Le Dr Thaon a encore démontré ce que les allemands n'avaient pas vu, que les granulations reproduisent naturellement au sein des poumons la matière caséeuse dans le cours de la phthisie et celle-ci les granulations; l'expérience en donne la preuve, car en inoculant la matière caséeuse aux lapins, la granulation tuberculeuse se reproduit et réciproquement.

L'unité de la tuberculose et de la phthisie est donc absolument indéniable, non seulement quoique mais parce que ses produits ont une certaine variété (1).

Au point de vue clinique, cette conclusion a une importance capitale pour le traitement de la phthisie, car la doctrine allemande aurait une tendance directe et inévitable à ramener la thérapeutique vers les idées qui laissaient mourir autrefois des malades très-guérissables, et espéraient guérir des cas inguérissables. Comme le dit très-bien M. Bennett, on voit des malades, des médecins même, imbus des idées allemandes, qui se croyant atteints de pneumonie chronique au sommet d'un poumon, ne s'en font pas le moindre souci, tandis qu'ils portent la preuve d'une phthisie au second, au troisième degré, dont ils ne guériront, suivant l'expression de ce confrère, qu'en jetant la

(1) Extrait d'un rapport du Dr Pidoux à l'Académie de médecine sur l'ouvrage du Dr Thaon, recherches sur l'anatomie pathologique de la tuberculose, avril 1875.

cargaison à l'eau pour sauver le navire, c'est-à-dire en faisant les efforts les plus désespérés, les sacrifices les plus cruels, les plus continus; leur théorie erronée les laissant dans une ignorance funeste jusqu'à ce qu'il soit trop tard, résultat d'une véritable embûche thérapeutique (1); comme l'avait reconnu Laennec, granulation et matière caséeuse sont donc un même produit pathologique, qui constitue le tubercule (2).

L'élément du tubercule est une petite cellule à enveloppe mince, appliquée étroitement sur un certain nombre de noyaux, elle est de couleur grise, demitransparente, assez dure, élastique, son volume varie entre un vingtième de millimètre et un ou deux millimètres; telle se présente la granulation à sa première période, souvent il y a confluence, et il en résulte une dégénérescence graisseuse jaunâtre et opaque, commençant par le centre de la granulation.

Son origine est précédée d'une irritation sourde indiquée par une injection vasculaire anormale et un développement des éléments du tissu conjonctif au milieu desquels apparaissent les cellules embryonnaires atrophiées remplies de chétifs noyaux à peine séparés par un protoplasma sec et pauvre, ce sont les granulations grises, demi-transparentes et élastiques, d'abord louches, bientôt jaunâtres et friables à leur centre, puis dans leur totalité; elles se multiplient plus ou moins rapidement du centre à la circonférence (3).

(1) H. Bennett, Recherches sur le traitement de la phthisie (1873).
(2) Pidoux, ouvrage cité.
(3)   Id.   Id.

Le siége le plus habituel des granulations est le sommet du poumon dans la phthisie lente la plus ordinaire, en vertu de la loi d'embryologie par laquelle les parties d'organe les premiers formés sont les plus importants à la vie et plus sujets aux maladies, c'est donc la partie la plus irritable et la plus vulnérable dans l'ordre pathologique.

L'irritation qui accompagne la génèse des tubercules a sa raison dans la nature même des granulations; cette poussée inflammatoire ne reste pas localisée au sommet du poumon, elle s'étend bientôt aux bronches et à la plèvre voisine qui deviennent ainsi le siége de la tuberculisation.

Les deux poumons sont envahis successivement, rarement ensemble, le tubercule jaunit, c'est-à-dire se remplit de graisse et arrive à la consistance de fromage de mauvaise qualité, ne présentant plus aucun caractère anatomique et n'étant que le débris de cellules et de noyaux, il devient alors de plus en plus mou, puis déliquescent, il est éliminable, c'est le second degré de l'affection.

L'expectoration laisse à sa place des petites pertes de substance plus ou moins rapprochées, ce sont des cavernules ou des cavernes, selon leur étendue, c'est le troisième degré.

Il est rare que ce processus ait lieu sans qu'il survienne des mouvements fluxionnaires et inflammatoires dans le parenchyme pulmonaire, la plèvre, les bronches qui se traduisent par des productions caséeuses, c'est à elles que sont dues les cavernes étendues.

Lorsque la phthisie affecte toutes les régions du poumon et ne se localise pas au sommet, c'est qu'elle revêt la forme caséeuse, seulement il existe dans ce cas des granulations grises, ainsi que l'a démontré M. Thaon à l'aide du microscope.

Enfin, l'éruption des granulations peut être générale et confluente dans les deux poumons, c'est la phthisie aiguë qui peut être asphyxique ou inflammatoire.

Dans la première forme, les poumons sont encombrés de granulations, et le nombre des alvéoles accessibles à l'air devenant insuffisant, la mort survient par asphyxie : c'est la multiplicité des granulations qui enlève le malade sans aucune complication. Dans la seconde forme, le poumon est congestionné avec des points de pneumonie caséeuse : c'est la seule différence entre elle et la première, car toutes deux ont une terminaison rapide.

De même qu'un grand nombre d'organes dont nous n'avons pas à parler ici, le larynx peut être le siége de granulations à un degré tellement élevé, qu'il paraît seul atteint, mais il n'en est rien, et la phthisie laryngée est toujours liée à la tuberculisation pulmonaire.

Après avoir, aussi sommairement que possible, fait connaître l'anatomie pathologique de la tuberculose telle que nous la comprenons, ainsi que les diverses formes de la phthisie, jetons un rapide coup-d'œil sur les signes certains fournis par l'auscultation et la percussion, en les étudiant suivant le rang qu'ils occupent dans la marche de la maladie :

Au début, soit dans la période de crudité, les régions
sus et sous-claviculaires sont ordinairement normales,
quelquefois légèrement aplaties ;

Les vibrations vocales présentent un accroissement
manifeste mais peu sensible ;

La percussion doit être faite légèrement et dans des
attitudes diverses en allant toujours du centre à la circonférence, et l'on observe alors un léger affaiblissement du son dans le poumon, plus souvent à droite
qu'à gauche, à la partie interne de la région sus–clavi-
culaire ; la respiration est altérée dans son intensité au
sommet des poumons, en avant et en arrière ; dans sa
qualité, elle est dure ; dans son rhythme elle revêt le
caractère saccadé bien étudié par M. Bourgade, dont
les conclusions sont que la respiration saccadée précède tous les autres bruits morbides ; qu'elle est rare
dans l'expiration, appartenant surtout à l'inspiration,
ordinairement continue, quelquefois intermittente, se
montre surtout en avant, sous les clavicules et habituel-
lement d'un seul côté (1).

Ce signe présente une valeur très-sérieuse pour le
diagnostic de la phthisie au début, et mérite l'attention
de tous les médecins.

Des bruits secs, isolés, rares, se perçoivent au sommet, en avant et en arrière pendant l'inspiration ; on
les a nommés *craquements secs ;* ce ne sont que des
râles crépitants disséminés. M. Cornil explique ainsi
leur origine :

(1) Dr Bourgade, *Archives générales de médecine,* 1858.

Les alvéoles pulmonaires, comprimées par les noyaux indurés voisins, sont aplatis dans l'expiration, tandis que par leur distension brusque ils font entendre dans l'inspiration des bruits de crépitation vésiculaire qui sont transmis directement à l'oreille lorsque les lésions sont rapprochées de la paroi costale ou par l'intermédiaire des tissus indurés; ce sont des bruits vésiculaires du même ordre que les râles crépitants de la pneumonie, et que les bruits analogues de la pleurésie, isolés au lieu d'être confluents, par suite du plus petit volume des noyaux et la moins grande abondance des alvéoles alternativement comprimées et dilatées par l'inspiration (1).

La seconde période de la maladie constituée par l'état inflammatoire et le ramollissement présente les mêmes signes que la première augmentée d'intensité, notamment la dépression sous-claviculaire qui devient souvent considérable; les signes nouveaux sont: les *craquements humides* ou râles sous-crépitants entendus aux deux temps de la respiration; ils sont dus, comme l'indique M. Cornil, à l'inflammation des canaux aériens, et souvent, en même temps, à l'ulcération d'une petite bronche et au ramollissement du centre d'un noyau.

Les râles muqueux à petites bulles et les râles muqueux à bulles éclatantes (râles caverneux), le souffle bronchique et la bronchophonie; ces derniers signes, d'après l'auteur que nous venons de citer, sont dus à

(2) Cornil, Leçons sur l'anatomie patologique.

la transmission directe des bruits qui se passent dans les cavités lorsqu'elles siègent superficiellement ou lorsqu'elles sont profondes à la présence de tissus indurés qui les entourent et qui propagent également les bruits cavitaires.

Le poumon diminuant de volume, le cœur peut remonter au-dessus de sa position normale, le diaphragme s'élever et le médiastin être refoulé dans le côté le plus malade, le volume du cœur s'amoindrit graduellement, mais la matité cardiaque paraît augmenter par le fait du retrait de l'un ou de l'autre des deux poumons et principalement du gauche (1).

Au troisième degré qui forme la période d'élimination des tubercules ramollis, laissant à leur place des pertes de substance qui constituent les cavernes où les cavernules, selon leur dimension, les signes fournis par la percussion varient avec les conditions où se trouvent la ou les cavernes; s'il n'en existe qu'une petite, entourée d'une masse considérable de tissu induré, le son sera dur, tubaire, élevé; si le tissu enveloppant est sain, une percussion douce donne un son normal et une forte percussion révèle la matité et le son tubaire; s'il y a plusieurs petites cavernes séparées par du tissu induré, le son est sourd et tubaire; enfin, s'il existe une ou de grandes cavernes, le son est amphorique et imite le bruit de pot fêlé (2).

L'auscultation donne le bruit de pot fêlé indiqué

(1) Walshe, Maladies de poitrine, 1870.
(2) *Loc. cit.*

aussi à la percussion, le gargouillement, la voix et le souffle caverneux.

Le bruit de pot fêlé s'observe sous la clavicule ; s'il existe dans cette région, on le constate, disent MM. Grancher et Cornil (1), à la fin de l'expiration, tandis qu'il disparaît dans l'inspiration.

Le gargouillement ou râle caverneux est constitué par des bulles grosses, inégales, éclatantes, à timbre légèrement métallique, s'entendant aux deux temps de la respiration, mais surtout à l'inspiration, les râles paraissent alors éclater dans la caverne, et ceux de l'expiration dans les bronches (2).

Un tintement métallique analogue à celui de l'hydro-pneumo-thorax peut encore être perçu dans des cavernes étendues.

Ces bruits présentent d'ailleurs de grandes variétés selon le volume de la cavité.

Le *souffle caverneux* est moins rude que le souffle bronchique, il est plus creux et offre une tonalité plus basse.

La voix caverneuse est quelquefois éclatante et nettement articulée, elle se nomme alors *pectoroloquie*, il semble que le malade parle directement et distinctement dans l'oreille de l'observateur (Laennec). M. Budin appelle l'attention sur un autre bruit important, la *voix caverneuse éteinte* de Barthe et Roger, pectoroloquie avec aphonie de Laennec, la voix soufflée de Woillez.

(1) Société de biologie, 1873.
(2) Cornil, *loc. cit.*

On l'observe en faisant parler le malade à voix basse pendant l'auscultation, on n'entend rien s'il n'y a pas de caverne ; dans le cas contraire, les mots prononcés par le malade paraissent directement articulés dans l'oreille.

Comme je viens de l'indiquer très-sommairement, le stéthoscope nous révèle les lésions pulmonaires plus ou moins étendues, le siége, la forme, le degré ; mais le diagnostic n'est pas là tout entier : il est surtout, comme le dit très-bien M. Fonssagrives, dans l'appréciation des conditions de l'état général et de ses ressources, dans la nature de la diathèse qui a précédé toutes les lésions locales ; l'auscultation diagnostique, la phthisie, mais non le phthisique.

Chez deux malades présentant les mêmes signes stéthoscopiques, l'un verra l'affection évoluer lentement, et l'autre avec une rapidité surprenante, et Pidoux a pu dire, avec grande raison, qu'on est souvent plus phthisique avec des tubercules qu'avec des cavernes.

Pour la thérapeutique, la distinction anatomique des trois périodes perd considérablement de sa valeur et même elle exerce sur le traitement de cette affection une influence désastreuse.

Au point de vue du diagnostic et du traitement, l'auscultation constitue donc un guide qu'il ne faut pas suivre les yeux fermés (1).

Je ne puis continuer plus longtemps à m'occuper de l'anatomie pathologique de la phthisie ; mon inten-

(1) Fonssagrives, Thérapeutique de la phthisie, 1868.

tion n'est pas, d'ailleurs, de parcourir tous les travaux publiés dans ces dernières années sur toutes les questions qui s'y rattachent; j'ai hâte d'arriver à la thérapeutique, seulement je suis forcé de m'arrêter un instant sur l'étiologie de la tuberculose, en négligeant les symptômes, qui sont trop connus de tous, et que d'ailleurs ce que j'ai dit au sujet de l'auscultation et de la percussion éclaircit en partie ; l'étude sérieuse des causes complétera ce qui manque à la symptomatologie, mais le sujet est si vaste, que des volumes multipliés n'y suffiraient pas ; il faut donc, pour arriver au but que l'on se propose d'atteindre, se limiter autant que possible, souvent avec regret.

CAUSES DE LA PHTHISIE

L'étiologie de la phthisie pulmonaire constitue la partie la plus importante de son étude, car c'est elle qui doit nous conduire à une thérapeutique curative et à une bonne hygiène prophylactique ; mais pour y parvenir, il faut pénétrer plus en avant que nous ne l'avons fait avec les recherches histologiques les plus minutieuses.

Occupant d'emblée le cœur de notre sujet, nous dirons que, pour nous, la phthisie est la conséquence de l'affaiblissement de la vitalité générale organique, c'est la ruine de l'organisation par défaut de puissance vitale ; c'est, en un mot, la maladie qui finit, ou une manière de mourir.

L'hérédité et la contagion en sont les causes principales ou même spéciales ; les affections qui épuisent l'organisme, la misère, les peines morales, peuvent aussi la déterminer, comme toutes les causes d'une sérieuse diminution de l'énergie vitale.

L'hérédité ne peut plus aujourd'hui être contestée, des faits trop nombreux la démontrent, et elle transmet, non seulement la prédisposition, comme Clark et les auteurs du compendium ont cherché à l'établir, mais la diathèse elle-même, puisque, dit M. Perroud, l'embryon n'est qu'une partie de l'organisme maternel, une sorte de supplément dû à une nutrition exagérée d'abord, destinée à l'entretien de l'individu, et dont le superflu est dépensé pour l'entretien de l'espèce, puisque cet embryon partage la même vitalité que le sol vivant qui lui a donné naissance, ou plutôt puisque la vie des parents se continue dans leur produit, il est nécessaire que l'enfant naisse avec les mêmes tendances morbides, sauf à voir plus tard modifier par les différents milieux au sein desquels il va vivre cette sorte de patrimoine vital dont il a hérité (1).

L'hérédité peut être directe ou par métamorphose.

Dans le premier cas, les parents ou l'un d'eux sont tuberculeux, l'enfant peut l'être.

Nous ne croyons pas au croisement d'influence que plusieurs auteurs, et Roche entre autres, patronnent fortement, le père étant représenté dans les filles, et la mère dans les garçons ; la statistique ne donne que des résultats incertains sur cette question, et la pratique nous montre qu'aucune loi ne peut être établie sur ce sujet: la transmission de la diathèse a lieu indifféremment aux deux sexes, par le père ou la mère, selon que les enfants présentent une résistance plus ou moins faible. Je visite une famille dont il reste plus que la mère et la fille, trois garçons ont été enlevés par la phthisie provenant du père ; la fille, soumise à un traitement énergique dès son enfance, a résisté ; elle s'est mariée, a eu plusieurs enfants, et aucun symptome n'a appelé mon attention.

C'est dire que la transmission par hérédité n'est pas

(1) Pidoux, De la tuberculose, 1861.

fatale, et les enfants d'un phthisique ne sont pas certainement destinés à hériter de cette redoutable affection, ils y sont enclins indubitablement, mais on peut quelquefois détourner le danger à l'aide d'une prophylaxie bien dirigée.

Les considérations qui précédent s'appliquent encore au cas où la famille est tributaire de la phthisie depuis plusieurs générations, ou bien si l'une d'elles a été épargnée pour revivre dans la suivante; les mêmes causes produisent ce résultat, et l'hérédité en retour ou atavisme ne peut offrir aucune règle précise et servir de base à aucune théorie.

L'hérédité par métamorphose existe lorsque les parents sont atteints d'affection autre que la tuberculose et capables de la produire par métamorphose; telles sont l'arthritisme, l'herpétisme, la scrofule et la syphilis. Ces diathèses, en passant d'un degré à l'autre, dégénèrent peu à peu, perdent leurs principaux caractères, appauvrissent la constitution, ruinent la vitalité du sujet et conduisent à la phthisie par une régression ultime.

Pidoux les considère, avec raison, comme des maladies initiales par rapport à la tuberculose, dernier degré de la vitalité.

La clinique me prouve tous les jours cette théorie; j'ai pour habitude de demander à tous les phthisiques qui se présentent à moi des renseignements aussi circonstanciés que possible sur les maladies de leurs ascendants; huit fois sur dix, je retrouve parmi eux : des goutteux, des rhumatisans, des herpétiques et des scro-

fuleux, et il est probable que lorsque je ne découvre
rien, c'est que les détails que je sollicite sont inconnus
du malade, ce qui ne veut pas dire que la cause que
je recherche n'existe pas.

En ce moment, pour ne citer qu'un exemple, je soi-
gne une jeune fille de vingt ans dont la famille ne présente aucune trace de phthisie, mais le père et la mère
sont lymphatiques à l'excès, le grand-père paternel
rhumatisant, et le maternel goutteux pendant vingt
ans.— Ma malade a une constitution lymphatique très-
prononcée ; depuis quatre ans, elle est parfaitement
phthisique, caverne moyenne au sommet droit et des
craquements secs partout (granulations de guérison), elle
a eu souvent des périodes aiguës qui se sont toujours
amendées, et elle est aujourd'hui, déjà depuis deux
ans, dans un état général qui ne fait pas supposer, *de
visu*, la gravité que dénote l'examen de la poitrine.
J'en citerai ainsi un grand nombre pour arriver toujours au même résultat ; la phthisie s'est développée
chez eux par la transformation ou la régression d'une
diathèse héréditaire ; ce qui explique pourquoi elle
n'existe pas simultanément avec une maladie dépen-
dant d'une de ces origines, car elle ne peut se déve-
lopper que sur des natures épuisées, appauvries par
des causes diverses et multiples; la goutte, par exemple, affecte primitivement les fortes races, et quand
elle passe à des descendants moins forts, c'est qu'en
s'usant elle les a déjà usés (Pidoux).

Il en est de même pour la syphilis qui, en s'abâtar-
dissant dans l'espèce, devient une cause de phthisie, de

même que le rachitisme, la scrofule, etc., elle use la constitution, abat la vitalité et peut donc dégénérer en tuberculose.

Le Dr Burdel a dernièrement signalé plus de cent exemples de la filiation de la phthisie par le cancer, cette régression est parfaitement expliquée par M. Pidoux. Le cancer et la phthisie, dit-il, bien que maladies ultimes, ne peuvent être mis sur le même rang, le cancer accuse une' dégradation organique beaucoup moins avancée que la phthisie, il est aussi vivant qu'elle est nécrobiotique.

La théorie de la transformation que nous soutenons, avec l'énergie de la conviction la plus sincère, donne l'explication de la génèse tuberculeuse, dans tous les cas où il est possible de connaître la nature des maladies des ascendants d'un phthisique.

On est ainsi éclairé sur le type de l'affection, et l'on peut alors diriger le traitement pour contre-balancer l'influence de la diathèse primordiale, c'est dire la valeur de cette théorie clinique mise au jour par M. Pidoux dont les critiques n'ont servi qu'à démontrer l'importance.

Etudions maintenant la seconde cause spéciale de la phthisie, la contagion.

Dans le siècle dernier, on était contagioniste, la doctrine physiologique fit disparaître cette origine. MM. Villemin, Hérard et Cornil, par l'inoculation avec succès du tubercule de l'homme aux lapins ont essayé de la remettre en honneur; je ne puis, sans dépasser les limites réservées à cette question de l'étiologie, rechercher la valeur de ces expériences, mais je soutiendrai quand même la contagion relative de la phthisie ; des faits trop nombreux la prouvent, et quelle que soit la contradiction que cette opinion soulève, je raconterai ce que je crois, d'après ce que j'ai vu.

La phthisie peut être transmise d'un individu malade à un individu sain par la cohabitation, par le séjour dans le même milieu.

Une fille de dix-huit ans devient phthisique consécutivement à une pneumonie aiguë, étant d'ailleurs très-affectée par suite de peines morales, sa famille comprend père 60 ans, mère 50, sœur 25 et frère 28 ; ce sont de riches artisans habitant l'un des plus jolis villages des Alpes, maison convenable, appartement aéré, rien ne manque à la malade qui est soignée pendant six mois par sa famille.

Deux mois après sa mort, le frère devient phthisique et reste trois mois à s'éteindre, longue agonie pendant laquelle sa sœur, sa mère et son père ne le quittent pas.

Sa sœur âgée de 25 ans lui succède et meurt quelmois après, laissant son père qui est arrivé à 60 ans sans jamais avoir eu une infirmité ni même être enrhumé parfaitement phthisique; il languit une année soigné par sa femme qui, il y a deux ans, à la tête d'une belle famille, se trouve seule dévorée par la tuberculose qui l'enlève un mois après son mari.

Ces cinq personnes étaient toutes très-robustes, les enfants étaient des types de santé parfaite comme leurs parents, tous ont été moissonnés en deux ans par la phthisie qu'ils se sont communiqués de l'un à l'autre.

Aucune diathèse, aucune hérédité, rien n'existe et d'ailleurs aucune de ces causes ne peut expliquer cette simultanéité.

Dans la banlieue de Marseille, je fus appelé, en mai 1875, auprès d'une femme de 62 ans qui se mourrait phthisique.

Elle appartenait à une famille très-aisée et avait perdu un fils de 50 ans quelques mois avant cette maladie ; depuis lors elle était enrhumée, et aucun traitement ne lui avait apporté de soulagement, au dire de son mari et de sa fille qui restaient constamment près d'elle.

Peu après j'ai soigné le père de famille qui fut emporté par une phthisie aiguë.

Enfin, sa fille qui l'avait veillé avec grand dévouement, est morte après lui de la même affection.

Son mari que ses occupations retenaient le plus souvent éloigné de la chambre de sa femme, ne présente jusqu'à ce jour aucun symptôme et j'espère bien qu'il échappera à ce désastre.

Dans les deux familles dont je viens de parler il n'y avait aucune prédisposition héréditaire, un des enfants est atteint de tuberculose par une cause banale, conséquence d'un état d'affaiblissement succédant à une affection sérieuse, ses parents l'ont soigné avec une ardeur et un zèle tout naturels, et tous sans exception ont été frappés tour-à-tour.

Dans ces deux exemples, nous ne sommes pas en présence des tristes conditions communes à un grand nombre d'individus, la misère, la mauvaise alimentation, l'insalubrité des logements, le chagrin, l'hérédité ou la transformation d'une diathèse moissonnant sans pitié tous les membres de la famille; ici aucune de ces causes ne peut être invoquée, et cependant la phthisie les enlève les uns dans la force de l'âge, les autres à la limite de la vieillesse.

Si les enfants avaient été seuls frappés, on pourrait admettre une diathèse, la phthisie succédant par transformation à une maladie des ascendants, mais non ces derniers sont atteints comme leurs rejetons.

C'est pour que cette explication ne puisse être donnée que je m'abstiens de citer plusieurs exemples où la phthisie a été transmise d'un enfant à un autre dans la même famille ; dans les cas que je viens de mentionner, il n'y a donc que la contagion qui puisse expliquer cette terrible moisson.

Certainement, la phthisie n'est pas contagieuse au même degré que la variole ou la morve, mais il est impossible de ne pas reconnaître qu'elle l'est, les auteurs qui ne le veulent point sont forcés d'admettre la fréquence avec laquelle on la voit enlever le mari d'une femme qui a succombé à cette affection, et *vice versa*, le père d'un enfant, le frère de la sœur.

J'ai perdu, il y a quelques mois, une jeune femme de 23 ans dont le mari était mort six mois avant, il était tuberculeux par hérédité. A peine marié, la phthisie marcha rapidement, et il fut enlevé un an après; sa femme montrait les attributs de la plus belle santé, sa famille ne présentait aucune tare, elle soigna son mari assidûment pendant l'année de sa maladie, ne devint

pas enceinte, et à la dernière période elle commença à
maigrir et n'a survécu que six mois à son mari.

Perroud rapporte plusieurs observations concluantes
de la transmission de la phthisie à la mère par le fœtus
infecté par le père. Richter, Fleury, Valleix, Clark,
Chaussier, Husson en citent des exemples.

Walshe dit qu'il faut remarquer que les circonstances
étiologiques qui amènent la phthisie chez une personne prédisposée, suffisent généralement pour la produire chez une autre, et que la vie conjugale soumet le
mari et la femme à des influences anti-hygiéniques,
qui sont les mêmes et les éprouvent de la même manière. Roche cherche à expliquer le fait de la maladie
frappant des personnes vivant ensemble à un court
intervalle par les causes banales, la misère, les priva-
tions, les chagrins, etc.

M. Pidoux qui repousse la contagion, est obligé de
reconnaitre que la maladie peut se communiquer par la
cohabitation, et il l'explique en disant que cette transmission dans de telles conditions ne prouve pas la
contagion, car alors toutes les maladies seraient conta-
gieuses :

Mais pourquoi est-ce la phthisie qui emporte successivement toute une famille, si la maladie ne s'est pas
transmise des uns aux autres, et que l'affection qui
les enlève ait pour origine la fatigue et le chagrin,
pourquoi revêt-elle toujours le même caractère de
tuberculose, ces causes pouvant déterminer une série
d'autres affections qui auraient la même terminaison.

Dire qu'il peut y avoir infection par le fait de la respiration ou de l'absorption d'effluves tuberculeux, mais non contagion, est une distinction qui nous donne raison, le fait que nous voulons faire admettre étant la contamination des personnes saines par des phthisiques, comme les anti–contagionnistes sont forcés de l'accepter. Pour nous, cela suffit.

Nous avons déjà dit que la misère, les peines morales, des conditions hygiéniques défavorables, les mille et un incidents qui accompagnent le combat social de l'existence peuvent produire la phthisie, puisque ce sont des causes d'une sérieuse diminution de l'énergie vitale, et que cette affection est un des modes les plus ordinaires par lesquelles se manifeste cette ruine organique.

La phthisie n'est qu'un symptôme, dit Bennett, le vrai mal, c'est la vitalité épuisée ou affaiblie; ainsi, quand dans une forêt un arbre est attaqué par des insectes ou des parasites de toute espèce, ce n'est qu'en apparence qu'elles en causent la maladie et la mort, un arbre jeune et vigoureux résiste à leurs attaques par sa vitalité même, plein de vie et de sève, il ne craint pas de tels ennemis; s'ils se saisissent de son compagnon, c'est qu'il est déjà malade et épuisé ; le vrai remède n'est pas de gratter et de tuer les parasites, car d'autres lui succéderaient, mais d'éloigner toutes les causes de mauvaise santé et de maladie, il faut donc remonter la vitalité organique de l'arbre en renouvelant, arrosant et fumant la terre autour des racines, le protéger en un mot contre toute influence pernicieuse, ce n'est qu'ainsi que l'on peut espérer arrêter

la marche du mal et le rendre à la santé et à la vie ; si
le succès couronne nos efforts, l'arbre se débarrassera
peu à peu de ses ennemis et regagnera sa vigueur et sa
beauté d'autrefois (1).

L'influence climatérique sur le développement de la
phthisie ne peut être mise en doute, des climats très-
froids ou très-chauds, présentant une excessive humidité sont moins favorables à la production de cette maladie que des climats variables sous le rapport de la
sécheresse et de la température ; la diversion climatérique est aussi une cause très-sérieuse, la profession de
marin est celle qui donne le plus de phthisiques, si
l'on tient compte de l'énergie vitale nécessaire pour
l'exercer.

Les nègres et les créoles transportés en Europe deviennent généralement phthisiques, après quelques
années de séjour sous ce climat, qui ne ressemble en
rien à celui qui les a vu naître.

La phthisie se montre sous toutes les zones, on considère comme favorables à son développement les îles
et le littoral; cependant il faut remarquer, dit Walshe,
que les habitants des Açores, de Madère, de l'Islande,
des îles Féroë, lieux dont le climat est aussi différent
que l'est leur situation géographique, ne paient qu'un
léger tribu à cette maladie, c'est qu'il faut admettre
qu'elle reconnaît un autre élément étiologique plus
puissant que l'influence climatérique seule, cause que
nous venons de chercher à expliquer dans les considérations précédentes.

(1) Bennett, Recherches sur le traitement de la tuberculose
1874.

DEUXIÈME PARTIE

Les divers traitements de la phthisie pulmonaire

CHAPITRE PREMIER

L'étude que nous entreprenons doit être divisée en deux parties : dans la première, nous envisagerons les divers traitements fournis par la matière médicale, et dans la seconde ceux donnés par l'hygiène.

D'abord, j'ai hâte de le dire, il n'y a pas de panacée, d'antidote, de spécifique pour la phthisie; les médecins qui croiraient qu'il pût en exister oublient la nature même de la maladie, qui n'est que le symptôme d'une vitalité épuisée, un défaut de vitalité générale, amenant l'épuisement des forces organiques.

Il est possible de la guérir; pour y parvenir, il faut d'abord éloigner toutes les causes qui dépriment la vitalité et qui sont contraires au développement des fonctions vitales, un usage éclairé d'agents médicamenteux peut faire beaucoup pour ramener la vitalité qui s'éteint et arrêter les progrès de la maladie; mais il y a de nombreuses complications qu'il faut sans cesse

5

combattre à l'aide d'armes nouvelles qu'il faut toujours rechercher.

En étudiant d'abord les divers médicaments que nous fournit la thérapeutique, dont quelques-uns ont acquis une grande réputation, nous chercherons à établir si elle est bien justifiée et si tous ces agents plus ou moins renommés remplissent le but que l'on doit se proposer dans le traitement de la phthisie.

Nous adoptons la division de M. Pidoux pour les moyens curatifs de cette affection.

Par les uns, dit-il, la médecine veut agir sur la nutrition et au siége même de la maladie; ils sont donc dirigés contre la tuberculose elle-même; par les autres, elle a pour objet de modifier les divers troubles des fonctions spéciales qu'on nomme les symptômes.

Les premiers doivent donc nous occuper assez longuement.

Nous étudierons successivement l'huile de morue, le lait, le koumis, petit-lait, raisins, l'alcool et la viande crue, le tartre stibié, l'ipéca, la digitale, la médication sulfureuse, le phosphore et ses composés, l'arsenic, l'iode, le chlorure de sodium, le fer, l'air comprimé. Nous parcourerons ensuite les agents destinés à combattre les symptômes secondaires; puis, dans le second chapitre, nous examinerons les divers climats, le genre de vie, le régime alimentaire; enfin, l'hygiène morale des phthisiques.

L'Huile de foie de morue et ses succédanés

L'huile de foie de morue était employée, de temps immémorial, comme aliment par le peuple en Angleterre, en Hollande et le nord de l'Allemagne, avant que Percival et Darbey l'eussent indiquée comme médicament.

En 1822, Schenck publia dans le journal de Hufeland une série d'observations de guérisons de rhumatismes chroniques ; Bretonneau l'employa alors dans le rachitisme, et Péreira, de Bordeaux, fut son ardent promoteur dans la phthisie pulmonaire ; dès lors, son emploi s'est généralisé dans le traitement de cette affection et y a joué même un rôle abusif qu'il s'agit de restreindre dans des limites raisonnables. « Cet abus contre lequel les meilleurs esprits réagissent aujourd'hui, dérive de cette pensée que l'huile de morue agit dans la phthisie par une propriété occulte, spécifique, que c'est un médicament qui s'adresse au fond même de l'affection ; il n'en est rien, ce n'est qu'un agent déférant à des indications spéciales, limitées (1). »

L'huile de morue n'agit que comme aliment, il peut produire l'engraissement et relever les forces du malade, mais il faut qu'il soit toléré et que rien ne vienne en contr'indiquer l'emploi, et encore cette action est douteuse. Supposons, en effet, dit M. Dussard, que

(1) Foussagrives, Ouvrage cité.

chaque cuillerée à bouche d'huile contiennent 15 grammes représentant environ 7 grammes de carbone, que les malades en prennent deux cuillerées par jour et les digèrent intégralement, ce qui n'arrive presque jamais, ce sera 15 grammes de carbone ajoutés à leur ration. Or, comme, d'après Dumas et Payen, l'adulte brûle 300 à 310 grammes de carbone par jour, l'huile de morue aura fourni 5 p. cent du carbone nécessaire à la vie, même 7 et demi p. cent, en tenant compte de la moindre consommation du phthisique, ce qui est bien peu de chose, trop peu même pour être acheté par les grands efforts que le malade doit faire pour vaincre la répugnance naturelle qu'inspire ce breuvage ; les adultes ne peuvent, en général, le tolérer, et on ne peut le prescrire à ceux dont la muqueuse digestive est altérée ; il est formellement contre-indiqué dans l'état fébrile.

Duclos formule cette interdiction d'une manière formelle (1). L'expérience clinique la justifie complétement : notre conviction est faite sur ce point. Avec la fièvre, l'huile de morue est inutile et provoque même souvent des troubles digestifs.

Sans rechercher quelle est sa composition et quels en sont les agents actifs, car il faut la considérer comme une sorte de thériaque agissant par l'ensemble de ses principes constituants, tout médecin reconnaîtra avec moi qu'elle a contre elle une répugnance invincible de la part de la grande majorité des malades ;

(1) Duclos, Bulletin de thérapeutique, t. XXXVIII.

dès lors la tolérance est impossible à obtenir, et si l'on persiste, on est obligé· d'en administrer des doses si faibles qu'elles en deviennent inutiles, comme nous venons de le démontrer.

On a d'ailleurs beaucoup cherché à modifier son goût détestable. Partant de ce principe que l'iode est son agent actif, on a administré de l'huile iodée, ou bien le phosphore et on l'a prescrite additionnée d'acide phosphorique; dans ce cas, c'est ce médicament qui agit et non l'huile de morue. Pourquoi en fatiguer le malade?

Elle réussit sans conteste dans le rachitisme ; oh! ici nous avouons hautement ses succès et lui devons de nombreuses guérisons dont la rapidité a dépassé souvent notre attente, mais de là vouloir obtenir le même résultat dans la phthisie est une erreur, et l'engouement dont les médecins ont été saisis ne peut s'expliquer.

Dans les circonstances les plus heureuses, quand l'huile est bien supportée et non contre-indiquée, elle satisfera seulement à l'une des indications du traitement, et la maladie suivra son cours sans subir aucun arrêt dans sa marche ascendante; chez les enfants qui, en général, la prennent facilement, souvent même avec plaisir, on peut y avoir recours, mais chez les femmes, où elle produit des nausées. des vomissements, détruisant ainsi l'appétit, les hommes à estomac délicat, à digestion difficile, il faut la proscrire complétement dans les arcanes de la vieille pharmacie.

Les expériences des professeurs Fick et Wislicenus

de Zurich, Hangton de Dublin, des Drs Smith et Franckland, de Londres, faites sous l'influence des idées modernes sur la corrélation des forces physiques et sous la doctrine de l'équivalence de la chaleur et de la force mécanique, démontrent que la nutrition tire plus de force et de puissance de la graisse que de la viande, ainsi les chasseurs de chamois du Tyrol trouvent qu'ils peuvent supporter de plus grandes fatigues en se nourrissant de graisse de bœuf qu'avec le même poids de viande maigre (1).

L'élément gras est donc ce qui peut agir dans l'huile de morue, une substance graisseuse quelconque remplira le même but, la crême, la graisse de viande, les huiles végétales, le beurre, la glycérine, tous répondent aux mêmes nécessités, je les prescris journellement selon le goût des malades.

Entre tous ces aliments, le lait est sans contredit le plus employé, c'est pour cette raison que je vais en parler assez longuement.

(1) Bennet, Ouvrage cité.

Le lait est le plus admirable aliment que la chimie la plus perfectionnée pourrait inventer, dit Bouchardat, tous ses principes sont utiles comme éléments réparateurs ou nourriciers de toute l'économie.

Beaumès en a parlé comme on ne peut mieux à cette heure : « J'ai dans cet aliment médicamenteux la plus grande confiance, mais je ne suis pas aveuglé par ses vertus au point de vouloir qu'on le considère comme l'ancre de salut des phthisiques, comme un spécifique qui dispense de tout autre moyen. » Pour le régime des phthisiques tous les laits peuvent être prescrits, s'ils sont de bonne qualité, mais le plus en usage est le lait d'ânesse ; le monde y attache une importance telle, qu'il est imprudent de ne pas le prescrire, bien que l'on sache que le résultat ne répondra pas à l'attente générale, et que le lait de chèvre lui soit préférable à raison des proportions plus considérables de beurre qu'il renferme ; il est très-sucré, peu nourrissant, de digestion facile, ce qui constitue sa seule valeur.

Le lait de jument se rapproche beaucoup de celui d'ânesse, il est peu employé tel quel, mais il sert à la fabrication d'une boisson alcoolique, *le koumis*, que les tartares de l'Ukraine administrent dans la phthisie ; c'est le lait de jument rendu spiritueux et aigre à l'aide de lait aigri, véritable ferment conservé dans ce but. Pour les peuples nomades des provinces orientales et méridionales de la Russie, cette boisson remplace les liqueurs fermentées qui leur font défaut. On a, dans ces derniers temps, essayé de préparer avec le lait d'ânesse et de vache un pseudo-koumis dont les résultats ne répondent nullement aux espérances que les inventeurs avaient fait concevoir et ne peuvent être comparés à ceux obtenus en Russie.

Dans cette contrée, on se sert exclusivement du lait de jument broutant un herbage spécial dans les steppes, et on ne peut enlever le poulain à sa mère, sans voir des modifications survenir dans le koumis, d'après les observations d'un médecin russe, le Dr Talberg ; il doit être pris sur place, si on le transporte, les flacons doivent être enveloppés de glace, et encore après trente-six heures, le goût en est changé ; les malades qui veulent faire une cure de koumis, habitent les huttes de tartare et vivent de leur vie, son degré de spirituosité est indiqué par son âge, de deux jours il est faible, celui de trois jours est préféré pour l'usage médical ; la dose quotidienne est de cinq bouteilles, on y arrive progressivement ; il exerce une influence remarquable sur la nutrition ; d'après le docteur Bogoiawleuski, il n'est pas de moyen qui relève autant les forces et augmente aussi rapidement l'embonpoint.

Quant au koumis français, il ne porte que le nom de cette préparation, et il est certain que ces effets ne pourront jamais être comparés à ceux obtenus en Russie, le lait de jument par la nourriture de ces animaux n'est plus le même, le mode de préparation est complétement dissemblable, rien, en un mot, ne répond au koumis russe, si ce n'est le nom.

Mentionnons encore le petit-lait et le raisin dont la Suisse s'est constituée la propagatrice pour le traitement de la phthisie.

Pour que le petit-lait soit bon, dit Carrière, il faut qu'il soit neutre ou très-légèrement acide, il doit être limpide, verdâtre et d'une saveur douceâtre, mais il y a des médecins allemands qui préfèrent celui qui présente une couleur blanche assez opaque formée d'un reste de lait.

C'est celui des brebis qui est le plus en usage, parce qu'il contient plus de sel que les autres ; on en prend deux verres à jeûn de 120 grammes chaque à un quart d'heure d'intervalle et un troisième l'après-midi ; le succès dépend plutôt de la persistance que de l'exagération des doses.

Les médecins allemands se fondant sur l'analogie qui existe entre le suc de raisin et le petit-lait l'administrent simultanément.

Cette médication par le raisin nous a séduit, nous basant sur son action spéciale pour la restauration de l'embonpoint qu'il est facile de constater dans les pays vignobles.

Curchod (de Vevey) considère les cures de raisin comme très-utiles dans la période de prédisposition tuberculeuse et comme offrant des avantages dans celle de ramollissement en calmant la circulation, diminuant les congestions et régularisant l'innervation ; cette cure commence par une livre de raisin en augmentant progressivement jusqu'à deux, trois et même six ou huit par jour, en quatre repas à peu près égaux, pendant cinq à six semaines.

J'ai expérimenté méthodiquement ce traitement dans un grand nombre de cas en France dans le Languedoc et les Alpes, mais je n'ai obtenu que des résultats insignifiants, plusieurs fois même les malades ne pouvaient le supporter, la diarrhée survenait, puis l'anémie, et je me suis empressé de l'abandonner.

M. Fonssagrives a donc raison en disant qu'il faut être sobre de théories, prodigue d'expériences et dépouiller cette médication des apparences mystiques dont elle s'enveloppe et qui accusent son origine d'Outre-Rhin (1).

(1) Fonssagrives, Ouvrage cité.

L'Alcool et la Viande crue.

M. le professeur Fuster, de Montpellier, le promoteur de ce traitement, se sert de viande crue de bœuf ou de mouton ingérée à la dose de cent à trois cents grammes par jour sous forme de bols saupoudrés de sucre ; les malades font simultanément usage d'une boisson préparée avec de l'eau froide sucrée dans laquelle on suspend cent grammes de pulpe de viande pour cinq cents grammes d'eau.

Il prescrit en outre une potion contenant cent gram. d'alcool à 50° centigrades pour trois cents grammes de véhicule qui s'administre par cuillerées à bouche.

M. Fuster annonçait dans son mémoire qu'à l'aide de sa médication, il avait en deux mois guéri plusieurs malades atteints de phthisie pulmonaire ; malheureusement l'expérience clinique n'a pas répondu à ces brillants résultats, et sans parler des nombreux et infructueux essais que nous en avons faits, il suffit comme preuve de citer l'opinion de MM. Hérard et Cornil :

« L'honorabilité et la haute position scientifique de l'auteur nous imposaient le devoir d'essayer un traitement au fond rationnel et ne présentant d'ailleurs aucun inconvénient.

» La conclusion a été ce qu'elle devait être, souvent une amélioration momentanée, le retour des forces et de l'appétit, la diminution ou la cessation de la diarrhée, mais les graves altérations pulmonaires n'étaient pas, et disons-le, ne pouvaient pas être sensiblement modifiées, alors même que la médication avait été longtemps continuée avec les précautions indiquées par l'auteur (1). »

En Angleterre, on a préconisé l'alcool dans la phthisie pour combattre les poussées inflammatoires en se basant sur les effets obtenus par son emploi dans la pneumonie aiguë.

Il est peu de médecins aujourd'hui qui n'aient pas traité cette maladie par la méthode de Todd. J'y ai recours tous les jours, mais c'est dans les pneumonies adynamiques, chez les vieillards ou les gens affaiblis, et dans ces circonstances j'en obtiens les meilleurs résultats.

Dans les autres cas, j'y renonce complètement.

Admettre que l'alcool puisse être utile dans la phthisie, c'est la considérer comme une pneumonie ; or, nous avons démontré qu'il n'en était rien, qu'il n'existait qu'une seule tuberculose, et que c'était l'élément diathésique qu'il fallait combattre par tous les moyens ; l'état inflammatoire est un accident mais non la maladie, si donc l'alcool peut être utilisé, c'est dans la tuberculisation inflammatoire rapide, une des formes les plus graves de la phthisie galopante et qui est bien souvent confondue avec la pneumonie.

(1) Hérard et Cornil, la phthisie pulmonaire 1867.

L'alcool devient dans ce cas un aliment thérapeutique qui soutient et calme le malade, enraye souvent la fièvre et apporte un soulagement momentané, il est vrai, mais cependant très-réel, il faut donc alors y avoir recours.

Le vin a été préconisé depuis longtemps dans la phthisie, et M. Fonssagrives a rendu un réel service en insistant sur son emploi et son utilité.

Il est impossible de mieux dire que lui sur ce sujet ; je le cite donc textuellement :

« La routine a formulé l'interdiction du vin d'une manière si absolue dans les cas où il existe de la toux, qu'il n'est pas toujours inoffensif de heurter de front ses arrêts ; vin et toux sont deux mots qui, dans la médecine vulgaire, s'excluent formellement, et rien n'est plus habituel que de voir des malades privés par ce motif et pendant des mois entiers de cette boisson salutaire et condamnés à l'usage des tisanes insipides. Les contre-indications du vin dans les affections qui s'accompagnent de toux se réduisent en réalité à celles qui dérivent de l'état fébrile et ne peuvent être étendues au-delà de la période d'acuité ; la bronchite subaiguë et la bronchite chronique avec exacerbations vespérales, à plus forte raison la phthisie, s'en accommodent au contraire très-bien, et les malades trouvent dans cette boisson réparatrice un moyen de compenser en partie le déchet que des sueurs copieuses, l'abondance de l'expectoration et souvent aussi la persistance de l'insomnie leur font subir.

»Le reproche adressé au vin de faire tousser n'est
légitime que s'il a des propriétés acides ou acerbes,
mais il doit être mis hors de cause sous ce rapport si
on le choisit bien, s'il est de bonne qualité, d'un âge
suffisant et qu'on le trempe d'une certaine quantité
d'eau. »

De tous les vins, celui que je prescris le plus volon-
tiers aux phthisiques, c'est le Bordeaux rouge, surtout
s'il y a une prédisposition inflammatoire ; dans le cas
contraire, il faut s'adresser au Bourgogne.

Les vins d'Espagne doux ou secs conviennent à titre
exceptionnel.

Le vin rouge doit être donné à l'ordinaire du repas
à une dose variable, mais toujours assez élevée selon
les malades, leur habitude et leur goût.

Aran (1) a indiqué les lavements de vin à une
période avancée de la maladie comme moyen tonique
et pour réagir contre la faiblesse et l'atonie générales,
même comme anti-diarrhéique ; il les conseille avec
150 à 200 grammes de vin rouge coupé d'eau.

Je les prescris souvent chez les phthisiques épuisés
qui ne peuvent plus avaler que très-difficilement, dans
la forme laryngée principalement ; leur utilité est évidente et on ne doit pas hésiter dans ces circonstances à
y avoir recours, ce n'est sans contredit qu'un expé-
dient mais il a son utilité.

La réclame s'est emparée dans ces derniers temps du

(1) Aran, De l'emploi des lavements de vin, 1855.

malt comme un spécifique de la phthisie; la bière de malt nourrit évidemment mais elle est souvent difficile à digérer et ne mérite pas une attention sérieuse.

Le café et le thé doivent être admis dans le régime du phthisique, leur usage fait disparaître leur vertu anti-somnifère, et en modérant leur emploi, rien ne s'oppose à ce que le goût des malades soit respecté, car le café et le thé favorisent la digestion et amènent dans les fonctions de la vie intellectuelle une heureuse excitation qui est très-souvent un bienfait pour les malades.

Tartre stibié. — Ipéca.— Digitale.

Lorsque les râles sous-crépitants, les craquements humides, apparaissent dans la partie d'un poumon où l'on ne percevait précédemment que du bruit dû à une densité plus grande du parenchyme pulmonaire, ils annoncent un certain degré de congestion pérituberculeuse où le début du ramollissement des tubercules, accompagné de congestion sub-inflammatoire ; la toux, l'expectoration et la fièvre se montrent alors d'abord légères, puis atteignent rapidement une régularité et une intensité sérieuses, dont le malade n'a jamais conscience.

Il faut lutter énergiquement contre ce progrès alarmant, et combattre l'inflammation naissante par tous les moyens ; son rôle a d'ailleurs été singulièrement exagéré lorsqu'on a admis qu'elle était la bombe explosive de la phthisie ; on oublie qu'elle ne remplit qu'un rôle subalterne, et qu'elle ne peut rien produire sans le concours de la diathèse tuberculeuse ; ce n'est pas une inflammation franche enveloppant le tubercule, c'est une phlegmasie de la même nature et aussi pauvre que lui.

Pour lutter contre elle, la thérapeutique nous fournit une série d'agents : les contro-stimulants dont nous allons étudier les principaux, le tartre stibié, l'ipéca, la digitale, médicaments qu'une école a cherché à exalter outre-mesure en se basant sur la nature inflammatoire de la phthisie : elle a raison ; mais cette genèse n'étant pas admissible, il reste aux contro-stimulants des effets limités, qui n'en sont pas moins réels et utiles, que nous développerons dans le cours de cet article. Etudions-les successivement.

Il n'est pas possible de nommer le tartre stibié sans parler des règles de son emploi, tracées par M. Fonssagrives, qui en fait une médication toute nouvelle ; ce n'est pas, dans sa pensée, un médicament de la phthisie, un spécifique, mais un moyen de bien remplir une indication de premier ordre, faire tomber l'état inflammatoire. M. Fonssagrives prescrit le tartre stibié au début de la période fébrile, à la dose de 0,20 à 0,30 dans une potion aromatique ou calmante, selon le cas, à prendre par cuillerées d'heure en heure, pendant un temps plus ou moins long.

« Le but de la médication étant, dit-il, d'éviter autant que possible toute perturbation digestive, et en particulier le vomissement, il faut administrer le tartre stibié avec les précautions propres à amener presque d'emblée la tolérance rasorienne. L'association classique de l'opium et d'une eau distillée aromatique, avec des doses journalières de 0,20 à 0,30, permet, dans le plus grand nombre de cas, d'atteindre ce résultat ; si le cœur est trop excitable et que l'énergie de ses battements fasse pressentir l'imminence d'une hémoptysie, je prescris l'addition de dix à vingt gouttes de teinture de digitale, ou bien je fais dissoudre dans la potion une ou deux granules de digitaline ; nulle précaution n'est nécessaire avant l'institution du traitement

4

stibié ; il est bon seulement de soumettre, dès la veille, le malade à un régime un peu tenu, de commencer au moment où il n'existe pas de diarrhée, le matin de très-bonne heure, afin d'avoir toute la journée devant soi pour en surveiller les effets et presser et ralentir les doses, suivant que la tolérance aura plus ou moins de peine à s'établir.

»Je recommande le séjour au lit, l'immobilité, la position déclive de la tête et je fais renouveler fréquemment l'air de la chambre, la potion est administrée froide et la glace est préparée pour le cas où il surviendrait des vomissements rapprochés ; elle suffit ordinairement pour amener la tolérance.

» Il ne faut pas se hâter d'ailleurs d'éloigner les doses ni les suspendre, comme sont tentés de le faire les médecins qui n'ont pas l'habitude de cette médication ; avec de la persistance et en recourant aux moyens indiqués, on vient toujours à bout de la révolte de l'estomac, à moins que l'on ne rencontre une de ces idiosyncrasies exceptionnelles que je n'ai jamais trouvées pour mon compte.

»Il est à peine nécessaire d'ajouter que quand un malade soumis à l'usage du tartre stibié est repris, après une amélioration passagère, d'une recrudescence de fièvre, il faut revenir sans hésiter aux doses initiales pour suivre ensuite la progression descendante aussitôt que les nouveaux accidents auront été refrénés.

»Il est bon que le malade fasse usage d'une alimentation, d'un régime, même de médicaments toniques, pour empêcher l'action trop déprimante du tartre stibié avec laquelle d'ailleurs on peut faire marcher l'emploi de tous les remèdes indiqués par la prédominance de tel ou tel symptôme (1). »

On le voit, immédiatement M. Fonssagrives applique à la phthisie la méthode rasorienne de la pneumonie.

Séduit par cette idée et aussi par l'habileté d'exposition de ce savant confrère, j'ai expérimenté son traitement, en me conformant de point en point à sa règle que j'ai transcrite ci-dessus.

Eh bien ! je dois le déclarer, je n'en ai jamais été satisfait ; sur vingt-sept malades à qui j'ai prescris le tartre stibié, dans quinze cas je n'ai pu obtenir la tolérance, les vomissements sont survenus chez les uns le premier jour, chez d'autres le second, la faiblesse étant extrême, le refroidissement des extrémités, le facies décomposé, je me suis hâté de suspendre la potion ; sur douze malades, dont cinq jeunes filles, la tolérance s'est parfaitement établie et la fièvre est tombée, mais le troisième jour ils refusaient toute alimentation, l'estomac ne pouvant la supporter sans une fatigue extrême, les forces étaient anéanties et je ne pus continuer l'emploi de cet agent.

Je crois donc que le tartre stibié peut être administré à doses modérées 0,10 à 0,15 pendant deux ou trois jours pour combattre les poussées inflammatoires si fréquentes dans la phthisie chronique, mais je suis convaincu, avec M. Pidoux, qu'il ne faut pas jouer avec cette médication, hors les cas ci-dessus.

(1) Fonssagrives, Thérapeutique de la phthisie, ouvrage cité.

Dans ces circonstances, je préfère d'ailleurs avoir recours à l'ipécacuanha qui est moins hyposthénisant, débilite et délabre beaucoup moins. Je l'emploie généralement et en obtiens de très-bons effets, sans jamais avoir vu se produire les fâcheuses circonstances signalées avec l'emploi du tartre stibié.

Je prescris, en général, deux grammes d'ipécacuanha concassé en décoction dans un litre d'eau, à prendre par demi-verre à une heure d'intervalle, en observant d'ailleurs les règles tracées pour le tartre stibié.

Le premier jour la tolérance s'établit très-bien, je persiste deux ou trois jours en restant aux mêmes doses, et dès que la fièvre est tombée définitivement, je cesse le traitement.

Chez quelques malades, l'ipéca amène des vomissements dès le premier jour, ordinairement vers les dernières prises, mais comme ils ont lieu sans fatigue, je recommence le lendemain et jamais je n'ai vu survenir aucun trouble sérieux ; l'état inflammatoire cède parfaitement, il est rare que je sois forcé de prolonger l'emploi de l'ipéca plus de cinq jours, sauf à y revenir si la fièvre se déclare encore quelque temps après, ce qui a lieu assez souvent.

Le Dr Reid a déjà préconisé cette substance dans la phthisie et en a fait la base d'une méthode thérapeutique ; il affirme qu'il n'a jamais vu le moindre inconvénient résulter de cette médication, si elle est employée avec les précautions convenables.

Je ne pense pas que l'ipéca puisse mériter de constituer un véritable traitement de la phthisie, c'est un agent très-utile, avantageux, qui donne ce qu'on lui demande, c'est-à-dire modère et calme les poussées tuberculeuses inflammatoires avec un plein succès, mais de là à devenir la base d'un système thérapeutique il y a loin, et je ne crois pas qu'il y soit jamais appelé.

Il en est de même de la digitale préconisée par Magenni, Faure, Forget; l'expérience ne répond pas à toutes les louanges qu'ils lui ont prodiguées; je l'ai essayée plusieurs fois sans en retirer aucun avantage positif, et la pratique me démontre que l'ipéca est le meilleur des contro-stimulants à employer dans la phthisie dans les circonstances que j'ai précédemment indiquées.

Médication sulfureuse.

Tous les médecins connaissent l'action favorable que le soufre exerce sur les affections herpétiques et les maladies catarrhales de l'appareil respiratoire ; dans la thérapeutique ordinaire, on ne peut s'adresser qu'au soufre en poudre, et celui-ci quelque divisé qu'il soit, est peu modifié par les liquides de l'économie, il reste pas conséquent en grande partie insoluble et sans action importante.

La poudre sulfureuse de Pouillet, le sirop sulfureux de Crosnier présentent une notable amélioration dans l'administration du soufre, et on doit les prescrire quand il n'est pas possible de s'adresser aux eaux sulfureuses pour le traitement des affections herpétiques dont le soufre est le spécifique et pour les affections catarrhales des vois respiratoires où le gaz sulfhydrique dégagé par beaucoup d'eaux de cette classe permet de porter le médicament sur les surfaces malades, dans certains cas, ou d'agir efficacement sur elles.

On a cité le soufre comme remède spécial dans les affections scrofuleuses et lymphatiques, je ne puis admettre ce mode d'action ; si dans cette diathèse les eaux sulfureuses paraissent quelquefois exercer une action efficace, ce n'est pas le soufre qui en est cause, mais les autres principes minéralisateurs, le chlorure de sodium, l'iode par leurs propriétés spéciales ; de même ces eaux réussissent souvent dans le rhumatisme, la chlorose, etc., par leur action excitante bien connue et leur thermalité, les eaux sulfureuses ne sont point anti-syphilitiques, mais elles démasquent les symptômes obscurs et constituent une véritable pierre de touche.

Les considérations qui précèdent suffisent pour démontrer leur importance dans la phthisie pulmonaire lorsqu'elle est la conséquence ou la métamorphose des diathèses herpétiques et syphilitiques, mais si elle est liée au lymphatisme, il faut s'adresser aux eaux chlo-rurées iodurées, et si la cause est reconnue dans l'ar-thritisme, les sources alcalines arséniées sont les seules indiquées ; enfin, si la phthisie ne peut être rattachée à aucune de ces maladies initiales, il faut s'adresser aux sources dont l'élément minéralisateur dominant parait le mieux indiqué d'après l'état général du malade.

Ces règles souffrent d'ailleurs de nombreuses excep-tions et très-souvent les eaux arséniées réussissent par-faitement chez des sujets où les sulfureuses ou les chlo-rurées iodurées paraissaient indiquées et n'amenaient cependant aucune amélioration.

D'après toutes les monographies publiées, un grand nombre de sources sulfureuses agiraient efficacement dans la phthisie : Bonnes, Amélie, Cauterets, Bagnères, Le Vernet, Allevard, Enghien, Saint-Honoré auraient cet admirable privilége ; malheureusement la clinique oblige de le réduire à sa juste valeur, et si un grand nombre de succès leur sont attribués, c'est que les malades sont rarement suivis au-delà de la saison ther-male et que l'on confond souvent la phthisie avec des affections qui au début présentent avec elle une certaine analogie comme la bronchite chronique et la congestion pulmonaire.

Je suis loin de nier les bons effets des eaux sulfureuses dans la tuberculose, mais il ne faut pas généraliser leur action ; elles sont seulement utiles dans celle qui est liée à l'herpétisme ou à la syphilis, rien de plus.

Entre toutes les sources, Bonnes tient le premier rang par suite du talent des médecins qui sont à sa tête depuis longtemps. Darralde et Pidoux ont plus fait pour la célèbre station des Basses-Pyrénées que toutes les guérisons qu'elle a procurées.

J'envoie de nombreux malades aux Eaux-Bonnes, mais je les choisis spécialement parmi ceux qui ne présentent aucune prédisposition à l'hémoptysie, et aucune crainte de poussée prochaine, quoiqu'on puisse avoir une entière confiance dans nos confrères de cette station, qui sont fort habiles dans l'administration des eaux.

Dans le cas contraire, je préfère la source d'Allevard, où la présence de l'acide carbonique, la moindre élévation au-dessus du niveau de la mer, l'inhalation pratiquée avec un jugement et une précision admirables sont autant de raison pour ne pas redouter ces graves accidents.

« Allevard est à 400 mètres d'élévation, Bonnes à 800, l'air qu'on y respire est donc plus lourd, il pèse moins, et la diminution de la pression atmosphérique accélérant davantage la circulation, les battements du cœur deviennent plus fréquents, plus rapides, et comme les malades qui viennent à Allevard et à Bonnes ne respirent qu'imparfaitement et auraient besoin d'un air moins vif qui calmât cette fonction au lieu de l'activer, il résulte évidemment de cette différence de hauteur qu'à Bonnes les congestions doivent être fréquentes, tandis qu'à Allevard elles sont infiniment rares, sinon inconnues (1). »

Comme l'analyse démontre la parfaite similitude de leur composition, que leur thermalité est très-rapprochée, on doit espérer les mêmes résultats thérapeutiques sans craindre à Allevard les inconvénients des Eaux-Bonnes.

L'inhalation du gaz sulfhydrique est établie à Allevard dans des conditions parfaites, et l'on n'ignore pas combien est remarquable l'effet sédatif de ce gaz ; la toux se calme, les mouvements du cœur se modèrent, les accidents hémoptoïques sont rapidement supprimés sous l'influence de l'inhalation de cet agent à diverses reprises dans la journée et avec des séances peu prolongées.

C'est dans le premier degré de la phthisie que les aspirations de vapeurs sulfureuses conviennent essentiellement, c'est le triomphe des salles d'inhalation ; dans les périodes plus avancées, on peut encore espérer soulager et même guérir en soumettant les malades au traitement spécial d'Allevard.

Aux Eaux-Bonnes, on peut se demander quel est le principe minéralisateur qui agit réellement; est-ce le

(1) Niepce, l'eau d'Allevard 1874.

sulfure ou le chlorure de sodium ? M. Amedée Latour estime que c'est le second, les médecins de Bonnes proclament hautement la vertu du premier.

Il faut cependant reconnaître que ces eaux possèdent une vertu particulière qui ne se retrouve pas dans les autres sources minéralisées par le sulfure de sodium ; donc, pour expliquer cette action, il faut faire intervenir les autres agents, et comme le chlorure de sodium est le plus important, on est conduit à lui attribuer une grosse part dans la valeur des Eaux-Bonnes par son action modératrice et tempérante de l'excitation propre au principe sulfureux.

En dirigeant un malade sur Bonnes, l'époque de l'année où on doit le soumettre à cette cure est une question capitale, on croit généralement que le moment des grandes chaleurs est le meilleur, il n'en est rien pour Bonnes, car les variations extrêmes de température coïncident avec les mois de juillet et d'août ; c'est septembre qui à Bonnes présente le moins d'oscillation thermométrique, c'est donc le mois que l'on doit préférer, car il coïncide encore avec la période où la phthisie présente toujours l'apaisement le plus marqué.

« Or, nous savons que les Eaux-Bonnes doivent être administrées autant que possible loin des époques de ces éruptions tuberculeuses qui sont toujours inflammatoires et fébriles, beaucoup plus communes au printemps, beaucoup plus rares au contraire dans les quatre ou cinq derniers mois de l'année ; le trimestre le plus favorable à la cure thermale serait donc celui d'août, septembre et octobre (1). »

Une question que les malades adressent toujours, c'est la durée du traitement thermal ; le préjugé de vingt-un jours est si répandu, n'importe de quelle source il s'agisse, que beaucoup de médecins le croient fondé et se laissent influencer par ce chiffre fatal.

Comme ledit très-bien le Dr Cazeaux, que des malades sérieux, se rendant à une station sérieuse, veuillent d'avance indiquer le jour précis où ils devront cesser de faire où de se plonger dans la baignoire, voilà une prétention que recusent et la théorie physiologique et la pratique médicale.

C'est aux médecins des eaux que les malades doivent s'en remettre pour obtenir le permis de départ ; en se confiant à eux, le bénéfice leur appartiendra tout entier.

(1) Pidoux, Ouvrage cité.

Le Phosphore et ses composés.

Le phosphore est un des agents les plus actifs de la
matière vivante, il constitue en grande partie les in-
nombrables atomes qui ont une si étonnante vitalité,
les poissons, dont la chair est si phosphorée, sont de
tous les vertébrés ceux dont la vitalité se traduit par la
plus étonnante reproduction ; chez les vertébrés supé-
rieurs on retrouve le phosphore dans les matières albuminoïdes formant la base de l'organisme et en grande
quantité dans les centres nerveux dont il est l'élément
constituant principal.

La pathologie fournit elle-même de nouvelles données à l'appui de l'importance du phosphore, car elle
démontre que dans les maladies liées à un amaigrissement considérable et où la nutrition est profondé-
ment altérée, partout enfin où les actes organiques
sont morbidement atteints, la tuberculisation, le rhumatisme chronique, les longues suppurations, il y a
abaissement du phosphore animalisé par suite de
l'abondance avec laquelle ce principe est éliminé de
l'économie sous forme d'acide phosphorique.

Si donc le phosphore est un élément si indispen-
sable de notre organisation, on comprend les avantages
que l'on peut retirer de son administration, non seulement comme médicament, mais aussi comme un véritable aliment, car en restituant à l'économie la sub-

stance perdue, l'équilibre se rétablira au profit de la vie.

Pour introduire le phosphore dans l'économie, on peut employer les matériaux alimentaires qui le contiennent en plus grande abondance ou bien le phosphore lui-même et ses divers composés.

C'est au phosphate de chaux qu'on a le plus souvent recours, son emploi, limité d'abord au rachitisme et à la scrofule, s'étend chaque jour à de nombreux états morbides, en faisant du phosphate de chaux un véritable reconstituant.

Le reproche que l'on doit tout d'abord adresser aux diverses préparations de phosphate de chaux, *c'est la complète insolubilité de ce sel;* les expériences du Dr Lestage ne laissent aucun doute à cet égard; il a dosé tout d'abord la quantité de phosphate de chaux contenue dans l'ostéine, la poudre salino-calcaire, le phosphate sec ou hydraté, le phosphate acide, le biphosphate, le phosphate monocalcique, et prenant lui-même ou administrant à d'autres, successivement sous ces diverses formes la même quantité de sel, il a pu constater, par des analyses d'urine très-minutieuses, qu'aucun de ces phosphates n'étaient absorbés.

Ceci d'ailleurs ne fait que confirmer l'opinion émise sur le même sujet par M. Mialhe : ce sont donc des préparations à rejeter.

Donnant du lacto-phosphate de chaux à des cochons d'Inde, le Dr Lestage observa qu'ils moururent ou dépérirent rapidement : c'était encore une confirmation des expériences de Heitzmann, qu'ayant administré de

l'acide lactique à un grand nombre de carnivores, les vit
tous dépérir promptement.

Les animaux soumis au chlorhydro-phosphate et au
glycéro-phosphate de chaux acquirent à peu près le
même développement, seulement il est à noter que ces
préparations mélangées à leurs aliments, les empê-
chaient de manger avec le même appétit que ceux à
qui on ne donnait rien, de sorte que ces derniers
prenant beaucoup d'aliments, prospérèrent encore
davantage (1).

Le Dr Rabuteau ayant neutralisé du suc gastrique
avec de la soude caustique a obtenu un sel de chaux
qui n'est point un lactate, et l'acide lactique n'a pu
être retrouvé même comme traces, tandis qu'il était
parfaitement décélé si on en mettait préalablement une
quantité infinitésimale. Quand on a rencontré de
l'acide lactique, il s'agissait, ainsi que le dit M. Wurst,
de digestions mauvaises ; les expériences sérieuses du
Dr Rabuteau ne laissent aucun doute et démontrent
victorieusement que l'acide du suc gastrique n'est pas
l'acide lactique mais bien l'acide chlorhydrique ; ce qui
explique les bons résultats relatifs obtenus avec le chlorhydro-phosphate de chaux.

Cependant dans cette recherche au sujet de l'absorption du phosphate de chaux, il ne faut pas perdre de
vue que l'acide phospho-glycérique est le principal
produit de la décomposition de la substance nerveuse,
et fournir cet acide à l'organisme épuisé, c'est déjà agir

(1) *Moniteur thérapeutique*, 1875.

utilement, à plus forte raison, en le combinant avec la
chaux , cet acide forme avec elle un sel glycéro-phosphate de chaux défini, cristallisable en lames micacées
et soluble à froid dans l'eau (1).

C'est donc à cette préparation phosphatée que l'on
doit avoir recours ou bien au chlorhydro-phosphate ;
toutes les autres doivent être complètement rejetées si
l'on veut obtenir un résultat satisfaisant.

Seulement toutes les préparations à base de phosphate de chaux ou de soude ne sont pas très-oxydables,
en admettant qu'elles soient solubles et par suite assi-
milables, et je donne depuis plusieurs années la préférence aux hypophosphites qui permettent d'introduire dans l'économie le phosphore à un degré d'oxy-
dation aussi élevé qu'il peut le demander, et dont les
effets spéciaux ne peuvent être comparés aux très-dubi-
tatifs des divers phosphates.

Les hypophosphites augmentent l'intensité de l'innervation de l'hématose et de la nutrition ; leur action
se traduit d'abord par un sentiment inaccoutumé de
bien-être et de force, l'appétit se relève, il y a une
suractivité de la sanguinification, la quantité et la coloration du sang augmentent rapidement, à tel point que
les hypophosphites constituent des hémathogènes infiniment plus puissants que le fer et tous les médicaments de cette classe.

Cet effet est assez marqué pour donner aux malades
qui y sont soumis tous les caractères d'un tempéra-

(1) A. Gautier, La Chimie appliquée à la physiologie, 1874.

ment sanguin; j'ai vu si souvent se produire ces résultats, qu'ils sont devenus pour moi indiscutables.

J'emploie de préférence l'hypophosphite de soude et le prescris toujours au lieu et place de l'huile de morue; c'est le meilleur des agents reconstituants, il agit avec succès dans l'anémie, la chlorose et les affections qui s'y rattachent, dans le rachitisme et la scrofule, chez les enfants débiles, enfin, pour relever les forces dans les longues convalescences.

Dans la phthisie pulmonaire, l'une des indications les plus importantes à remplir se trouve satisfaite par son emploi.

Il n'est certainement pas un agent curatif spécifique, comme à tort on l'a un instant supposé, mais il a une valeur réelle pour améliorer l'état général, et c'est déjà beaucoup.

Son administration présente seulement une difficulté, l'hypophosphite que l'on trouve dans la droguerie et par suite chez tous les pharmaciens est très-rarement pur, on peut même dire qu'il ne l'est jamais, il contient très-souvent un excès plus ou moins fort de carbonate de soude ou de chaux qui lui donne une grande infidélité et peut influer considérablement sur les résultats thérapeutiques; c'est principalement à l'état de siccité que ces inconvénients se présentent, et c'est la forme sous laquelle on trouve l'hypophosphite dans le commerce.

Je l'ai proscrite depuis plusieurs années et n'accorde confiance qu'à celui sous forme de solution titrée, dont l'essai peut être facilement réalisé et convertie immédiatement en sirop.

S'il n'est pas possible de s'en procurer ainsi, ce qui est assez fréquent et qu'on soit obligé d'avoir recours à l'hypophosphite sec, il faut, avant de l'employer, l'essayer avec l'acide sulfurique ; s'il donne de l'effervescence il doit être rejeté, car il est inutile de le prescrire, on n'obtiendrait aucun effet satisfaisant.

Si l'on parvient à éviter cet inconvénient, on peut hardiment administrer l'hypophosphite de soude avec pleine confiance, à la dose de 0 gr. 50 à 1 gr. 50 par jour chez les enfants, de 1 à 3 gr. par jour chez l'adulte, toutes les fois que l'huile de morue paraît indiquée ; mais il est contre-indiqué s'il y a affection cardiaque et hémoptysie active.

Nous reviendrons d'ailleurs plus tard sur cet agent thérapeutique, qui, avec l'arsénic, constitue la base du traitement de la phthisie, que l'expérience m'a démontré être le plus sérieux et le meilleur de tous, ce que j'expliquerai dans le chapitre suivant.

L'Arsenic et ses composés.

L'emploi de l'arsenic dans les affections chroniques de la poitrine remonte à des temps reculés, car en lisant Pline et Dioscoride, on trouve que des cas de phthisie ou de catarrhes ont été guéris par ce qu'ils appelaient sandaraque, qui n'est qu'un sulfure d'arsenic.

Dioscoride dit : A l'intérieur, on donne de l'arsenic aux malades qui ont du pus dans la poitrine ; mêlé au miel il rend la voix plus claire ; aux asthmatiques, on le donne en potion ; dans les toux invétérées, on fait respirer la vapeur d'un mélange de résine et d'arsenic.

Ce fut vers 1786 que Fowler et Pearson l'employèrent contre la fièvre intermittente et les débilités.

Trousseau est le premier en France qui ait expérimenté l'arsenic sur des phthisiques ou des catarrhes chroniques, et chez des sujets très-malades, il obtint une suspension extraordinaire des accidents ; la diarrhée se modère, la fièvre diminue, la toux devient moins fréquente, l'expectoration prend un meilleur caractère. Ainsi, dit-il, les résultats obtenus sont pour moi des motifs d'encouragement, et rien n'empêche d'espérer que dans des affections peu étendues, on obtiendra une guérison complète.

Citons maintenant l'opinion de M. Fonssagrives dont

le nom se présente souvent sous ma plume, tant j'honore son talent et approuve ses préceptes.

Une étude attentive des effets produits par les arsénicaux a démontré, dans ces dernières années, que ces agents, qui, à doses élevées, portent une atteinte si profonde à la vie, pris en petites quantités au contraire relèvent l'appétit, stimulent la nutrition et augmentent l'énergie vitale ; de là leur emploi avec de remarquables avantages dans les affections marquées au coin d'une asthénie profonde ou d'une détérioration nutritive avancée.

L'arsenic a en thérapeutique une réputation équivoque que la toxicologie lui a faite ; si l'esprit humain se laisse conduire par des mots, il se laisse aussi diriger par des impressions, l'arsenic est moins dangereux que certains alcaloïdes végétaux, strychnine, digitaline, que l'on emploie tous les jours ; l'atténuation des doses initiales, leur fractionnement permet d'adapter ce médicament à toutes les organisations quelque impressionnables quelles soient, et l'on peut dire que c'est un des médicaments les plus commodes et les plus innocents ; les enfants, c'est là un fait remarquable, semblent même le mieux tolérer que les adultes ; chez les uns et les autres, cette tolérance peut s'obtenir d'emblée, et une fois établie, elle persiste pendant longtemps, souvent indéfiniment (1).

L'arsenic ralentit la combustion dans l'économie, et

(1) Fonssagrives, Ouvrage cité.

par suite diminue le mouvement de décomposition ;
par son emploi, les pertes en urée et en acide carbonique que subit l'économie dans un temps donné sont
diminuées de 20 à 40 p. 100, ce qui explique, dit
M. Bouchardat, la graisse dont se chargent les chevaux
à qui l'on donne des petites doses d'arsenic ; en effet,
l'alimentation restant la même, ce qui est dépensé en
moins en acide carbonique et en urée se fixe sous
forme de graisse et de tissus albumineux.

Les expériences très-exactes de MM. Schmitt et Stur-
waage démontrent que l'emploi de l'arsenic à faibles
doses diminue singulièrement l'activité de la respiration, le phénomène de la transmutation des substances
organiques dans l'intimité des tissus se ralentit alors et
la graisse tend à se former et à s'accumuler dans l'économie, le besoin de respirer devient moins impérieux
et la marche est plus facile, ainsi que le prouve son
emploi chez les habitants de la Styrie, courant dans
leurs montagnes sans éprouver la moindre fatigue, et
ayant toujours une fraîcheur et un embonpoint
remarquables, parce qu'ils amplifient leurs forces respiratoires et calorificatrices, ainsi que la richesse de
leur circulation capillaire par l'usage habituel de
l'arsenic.

Introduit dans l'estomac, cet agent est rapidement
absorbé si la préparation est soluble, et on le retrouve
dans le sang quelques minutes après l'ingestion.

MM. Bergeron et Lemattre ont démontré expérimen-
talement que l'aséniate de soude se retrouve dans les

urines et la sueur, ce qui explique son action topique
dans les maladies de la peau et ses propriétés diurétiques.

L'arsenic est doué d'une grande affinité pour les
globules rouges du sang, comme le prouvent les principaux symptômes de son empoisonnement, ce qui
donne au Dr Loliot la démonstration de la diminution
des pertes d'urée et d'acide carbonique en même temps
que l'abaissement de la température signalées par
plusieurs auteurs et notamment par M. Bouchardat ;
l'arsenic modère donc les combustions organiques, c'est
un agent thérapeutique d'arrêt, un agent conservateur
ralentissant la combustion dans l'économie, il diminue
le mouvement de décomposition, et par suite ralentit
singulièrement l'activité de la respiration, le besoin de
respirer devenant moins impérieux ; administré avec
discernement, il détermine une réaction considérable.

C'est ainsi que s'explique l'efficacité des préparations
arsénicales dans les affections chroniques des voies
respiratoires.

A la suite de son administration, l'appétit augmente
et les digestions deviennent plus faciles et plus rapides ;
cette stimulation est en grande partie directe sur les
secrétions et les mouvements intestinaux, en partie
indirecte, car l'organisme tout entier subit les effets de
l'arsenic.

On comprend ainsi comment la fatigue musculaire
qui n'est que le résultat du travail de désassimilation

du muscle diminue ou disparaît quand ce travail de dénutrition est ralenti ; le système nerveux obéit aux mêmes influences et provoque dans l'appareil cardio-vasculaire une augmentation de tonicité, les capillaires se resserrent, les battements cardiaques sont ralentis et deviennent plus forts (Martin Damourette).

Mais ces effets ne sont produits que par une influence négative, c'est-à-dire en empêchant ou en retardant la dénutrition et non en augmentant la force plastique, c'est donc bien un médicament d'arrêt, un anti-déperditeur, un médicament d'épargne comme l'a nommé M. Gubler.

L'arsenic n'est ni un tonique ni un reconstituant, ces effets n'étant qu'apparents, il a une action spéciale d'agent conservateur et d'épargne, et son usage tend au contraire à modérer la nutrition et même à débiliter, ce qui n'empêche pas que les résultats qu'on obtient par son emploi dans la phthisie pulmonaire ne soient merveilleux.

« La médication arsénicale, dit Isnard, donne des résultats vraiment extraordinaires par leur rapidité et leur constance dans la période ultime de la phthisie ; d'abord les redoublements fébriles sont affaiblis, abrégés, suspendus, cet effet est immédiat, il a lieu dès les premiers jours du traitement, la fièvre diminue et cesse à son tour, les sueurs nocturnes, l'éréthisme général et l'insomnie suivent la même progression décroissante ; ces résultats attestent à un haut degré dans la fièvre hectique la supériorité de l'arsenic sur le sulfate de quinine, dont l'action inconstante et fugace exige sou-

vent des doses élevées, limitées par la tolérance et ne
s'étendant pas, en dehors des paroxysmes fébriles, aux
autres symptômes de la maladie ; à mesure que la
fièvre tombe, l'appétit, les fonctions digestives se réveillent avec une surprenante énergie, les vomissements,
la diarrhée disparaissent, la fraîcheur, le coloris des
tissus, les forces renaissent, toute la physionomie se
transforme ; ces effets commencent à se produire dès
la fin de la première semaine et se prononcent chaque
jour davantage. Bientôt la reconstitution générale de
l'organisme réjaillit sur les lésions locales et amène les
plus remarquables résultats ; la toux, l'oppression,
l'expectoration se modèrent, tout enfin révèle le travail de réparation qui s'effectue dans les bronches et
les cavernes pulmonaires (1). »

La description de notre confrère est certainement
très-exacte, ce qui m'a obligé de la transcrire intégralement. Mais il ne mentionne pas que ces effets de
l'arsenic sont ou immédiats ou nuls, il agit sans période
d'incubation, et cela parce que ses propriétés recon-
stituantes sur lesquelles on se basait n'existent pas
réellement; si on le prescrit principalement à propos de
sa prétendue tonicité et pour réveiller l'activité de la
nutrition, on est certain de ne pas la voir se produire
et son action merveilleuse devient nulle. C'est pour faire
disparaître ce danger que j'associe toujours l'arsenic
au phosphore, le meilleur des toniques, ces deux

(1) Isnard, De l'arsenic dans la pathologie du système nerveux, 1865.

agents administrés isolement ne produisent que des effets restreints, souvent peu apparents, car ils ont chacun des défauts personnels très-prononcés, et pour y remédier, je les ai unis et j'ai obtenu un médicament complexe que nous étudierons dans le chapitre suivant, ne présentant plus aucun des défauts de l'arsenic et du phosphore, et qui réunit les avantages les plus sérieux dans le traitement de la phthisie pulmonaire.

Les eaux minérales arsénicales doivent une grande partie de leurs propriétés à cet agent; entre toutes, la Bourboule mérite le premier rang, puis le Mont-Dore; nous disons une grande partie, car il est inadmissible que l'arsenic soit le seul médicament qui dans les eaux arsénifères leur donne leur action spéciale dans la tuberculose, et il faut tenir compte des propriétés médicatrices des sels si nombreux et si divers qui entrent dans leur composition, mais en les étudiant tous, notamment les chlorures et les carbonates, on peut constater qu'aucun d'eux ne possède autant d'affinités thérapeutiques et ne satisfait à autant d'indications que l'arsenic.

La médication arsénicale par la voie thermale est d'une très-grande importance, cependant il faut bien reconnaître que ce n'est pas dans l'espace de quelques semaines que dure le traitement qu'elle peut modifier l'organisme d'une manière assez profonde et assez durable pour qu'il s'en suive une amélioration soutenue.

L'emploi de l'arsenic devra donc être continué pendant la plus grande partie du temps dans les intervalles des cures thermales, pour aider à leur action consécutive et en assurer le succès.

Les malades sont ainsi parfaitement préparés à en obtenir tout le bénéfice possible et beaucoup mieux que ceux qui s'en tiennent aux quelques semaines de leur séjour près la source, et qui dans le long intervalle d'une saison à l'autre subissent l'action incessante des causes de leur affection.

L'Iode. — Le Chlorure de sodium. — Le Fer.

L'iode est l'agent héroïque de la diathèse scrofuleuse, il a donc une action réelle sur la phthisie dérivant du lymphatisme ou de la scrofule, mais ses effets sont nuls dans le cas contraire, et si les phthisies lymphatiques sont nombreuses, il faut bien admettre que tous les tuberculeux ne sont pas lymphatiques, et qu'il existe d'autres causes aussi fréquentes qui produisent cette affection. Dire avec Grave que la phthisie est la scrofule du poumon ou que la tuberculisation pulmonaire est une affection scrofuleuse, est une erreur qu'une étude attentive sur l'étiologie démontre péremptoirement.

Il est donc impossible de faire des préparations iodiques un remède souverain à employer à tort et à travers dans toutes les formes de la phthisie.

L'iode peut être prescrit seulement dans la forme lymphatique au début, lorsque comme le dit M. Foussagrives, on peut espérer en modifiant l'état lymphatique ou strumeux, arrêter l'affection dès son origine, et à une époque avancée de la maladie, si l'on pense pouvoir modifier l'état général dans un sens défavorable à la production de nouveaux tubercules et diminuer les altérations de tissus au voisinage de ceux existants.

L'iode administré à l'état naturel a une action très-irritante sur l'appareil digestif et respiratoire ; il provoque la toux avec une énergie qui le fait rejeter par beaucoup de médecins.

Pour éviter ce défaut capital, le Dr Bouyer a eu la pensée d'incorporer l'iode au lait et a créé ainsi le lait iodique.

J'ai vu plusieurs phthisiques qui en avaient fait usage et je les ai trouvés en si bon état, que je ne puis résister au plaisir de parler de cette excellente préparation.

Le lait iodique est complexe, par suite de la réaction de l'iode sur les sels alcalins du lait, il contient des iodates, des iodures et un peu d'iode en nature, aussi présente-t-il des propriétés nouvelles, c'est un fondant, un modificateur puissant.

« Donné à la période d'imminence morbide, dit M. Bouyer, de prédisposition chez les personnes pâles, lymphatiques, prédestinées, il est un bon préservatif et empêche [les manifestations tuberculeuses, nul autre médicament ne peut lutter de puissance avec le lait iodique dans la médecine des enfants ; lorsque la toux est incessante, que la fièvre s'allume, que les sueurs et la diarrhée apparaissent, il intervient avantageusement pour combattre ces symptômes, améliorant l'état local et général.

» Donné aux doses d'une demi-cuillerée à bouche, matin et soir, pour les adultes, et d'une cuillerée à café pour les enfants, dissous dans une tasse de tisane, le sirop de lait iodique doit être longtemps continué, jusqu'à ce qu'une amélioration notable soit bien établie (1). »

Le lait iodique est une préparation à qui de nom-

_____

(1) Bouyer, Traitement de la phthisie, 1875.

breux éloges ont été adressés, il est encore trop peu
connu, c'est la meilleure des formes pour administrer
l'iode, lorsqu'il est reconnu utile, et il est certain qu'il
sera pour les enfants un agent thérapeutique autrement agréable que l'huile de morue et autres préparations iodées.

Les nombreuses observations que publie notre savant
confrère, donnent la preuve des bons effets du lait
iodique dans la phthisie que je connais personnelle-
ment, c'est dire qu'il a rendu un réel service aux médecins et aux malades en le signalant à leur attention, et
on ne peut que l'en remercier.

Il y a quelques années, le Dr Boinet a proposé d'administrer l'iode à l'aide des plantes où il entre comme
principe constituant, les crucifères, les varechs, les fucus
que l'on peut transformer en mets assez agréables à
prendre, en les assaisonnant comme les autres aliments ;
je ne l'ai pas employé sous cette forme, mais elle paraît
rationnelle, car les organes digestifs tolérant assez facilement ces aliments, l'iode et les iodures sont absorbés
sans difficulté.

Les eaux minérales iodurées sont encore un des
moyens d'administrer l'iode les plus efficaces, seulement il existe peu de sources qui le contiennent en
quantité suffisante, pour que ses effets puissent être
étudiés ; cependant je veux en signaler une qui est très-
peu connue surtout comme iodurée, c'est l'eau de
Gréoulx (Basses-Alpes), où une analyse exacte indique
la présence de 0 gr. 064 par litre d'iodures et bromures
alcalins et 1 gr. 55 de chlorure de sodium ; légèrement

sulfureuses, elles sont d'une température de 36° 5 cent.
et ne peuvent être classées dans aucune des catégories
données par les hydrologues, elles sont seules de leur
espèce et ne ressemblent à aucune source connue.

La quantité d'iode contenue dans les eaux de Gréoulx
n'est nulle part plus importante, sauf à Saxon ; en
effet, Aix-la-Chapelle, Bourbonne, Uriage, Allevard,
Challes, Schinznach, Kissingen en donnent toutes des
quantités inférieures d'après les analyses les plus
récentes.

La faible quantité de chlorure de sodium qu'elles
renferment leur donne une action moins énergique,
moins vivement stimulante que les chlorurées sodiques
iodurées proprement dites, les eaux de Gréoulx ont
donc le précieux avantage de ne pas provoquer une
réaction trop marquée.

Elle doivent être prescrites dans les phthisies lymphatiques où l'iode est appelé à produire un bon effet,
comme nous l'avons déjà dit.

J'y envoie chaque année des phthisiques et j'ai bien
souvent observé chez la plupart une notable amélioration ; généralement, la toux est moins fréquente, l'expectoration moins abondante, la dyspnée moins intense,
le sommeil bon, les forces revenues, en un mot, l'état
général remarquablement amélioré et l'état local sensiblement modifié.

Je ne saurais donc trop recommander cette station,
qui je le sais est presque inconnue, quoiqu'elle mérite le
contraire, surtout pour le traitement de la phthisie
reposant sur un fond de lymphatisme.

Le climat, l'altitude, tout concourt à donner à cette source une valeur exceptionnelle : nous en parlerons d'ailleurs plus longuement en étudiant l'hygiène du phthisique.

Le chlorure de sodium se rapproche de l'iode par la similitude de son action thérapeutique, et son emploi dans la phthisie a été dans ces dernières années vivement recommandé par le Dr Latour ; il fait partie essentielle du sang et joue un rôle important dans l'assimilation des substances albuminoïdes, en un mot, dans tous les actes organiques.

Dans le traitement de la phthisie, son emploi est donc parfaitement indiqué, seulement comme il faut le rendre aussi assimilable que possible, il doit être administré à l'état de combinaison organique ; l'usage du lait chloruré indiqué par le Dr Latour, satisfait parfaitement à cette indication, on l'obtient en donnant aux vaches, aux chèvres ou aux ânesses une nourriture fortement salée, le lait qu'elles produisent alors réunit les meilleures conditions d'un bon nutriment qui est un véritable médicament. Je l'emploie fréquemment chez les tuberculeux marqués au sceau du lymphatisme ou de la scrofule, et dans les mêmes circonstances que les préparations iodurées ; seulement il me paraît que ces dernières doivent être réservées pour les cas où la diathèse primitive se montre avec une énergie plus grande et des manifestations plus sérieuses, hors de là il vaut mieux s'adresser à la médication chlorurée, sauf à venir à l'iode si les effets ne sont pas assez marqués.

Les eaux chlorurées iodiques sont des plus employées lorsque le chlorure de sodium parait indiqué ; il est rare qu'elles ne renferment pas un ou plusieurs autres agents thérapeutiques importants, ainsi elles sont sulfureuses, ou bicarbonatées, ou iodurées.

Les eaux de l'Auvergne sont chlorurées bicarbonatées, et c'est une association qui répond selon moi parfaitement au traitement de la phthisie provenant de la goutte ou du rhumatisme, c'est-à-dire succédant à l'arthritisme. Ces sources contiennent toutes d'ailleurs de l'arsenic à doses variables, la Bourboule est la plus importante à ce point de vue.

L'alliance de ces divers agents thérapeutiques explique le succès que procure cette médication, en ayant soin de ne l'employer que chez les phthisiques dont la maladie est déterminée par la diathèse originaire dont je viens de parler.

Les eaux chlorurées sulfureuses nous ont déjà occupé lorsque nous avons étudié la médication sulfureuse et sa spécialisation.

Les chlorurées iodurées sont peu nombreuses, Gréoulx mérite le premier rang parmi les eaux françaises, par les mêmes raisons que j'ai données à propos de l'iode.

Le fer est un des médicaments dont l'emploi dans la phthisie est encore aujourd'hui le plus controversé ; pour éclaircir la question, il faut d'abord se rendre un compte exact de son action sur l'économie.

Les observations de Ponzowski indiquent que l'administration des ferrugineux augmente la température d'un

degré centigrade, et que cette élévation persiste asse
longtemps après la cessation du médicament ; le pouls
s'accélère lentement mais non d'une façon constante,
la quantité d'urée augmente, enfin, les éléments du sang
se reproduisent, l'appareil de M. Malarez permet de
suivre le progrès de l'augmentation du nombre des globules, le fer favorise leur génèse et appelle une oxyda-
tion plus énergique par son avidité pour l'oxygène ; il
sollicite à la dépense organique, c'est un élément de
combustion introduit dans l'organisme, d'après M. Grancher (1), il agit donc à l'opposé de l'alcool et de l'arsenic qui sont des médicaments d'épargne.

Dans la phthisie, l'indication que l'on cherche le plus
à satisfaire est de fournir à l'organisme appauvri des
éléments réparateurs et à modérer les pertes que subit
sans cesse l'économie ; administrer le fer, c'est faire
tout le contraire, puisqu'on active ainsi le travail des
oxydations organiques.

Comme le dit très-bien le Dr Grancher, le fer guérit au
contraire admirablement la chlorose, parce qu'elle
consiste anatomiquement en une altération des globules
qui deviennent moins avides d'oxygène, et que son
action physiologique directe sur les hématies apporte
précisément cette affinité pour les oxydations que la
chlorose avait fait perdre.

Trousseau et Pidoux, Blache et Millet, ont donc eu
raison lorsqu'ils ont proscrit le fer du traitement de
la phthisie ; ils ne se fondaient pas sur les expériences

(1) Thèse d'agrégation 1875.

que nous rapportons et ne se plaçaient pas à notre point de vue, mais le résultat est le même.

Les médecins qui, au contraire, l'ont conseillé, et ils sont malheureusement trop nombreux, se basent toujours sur l'action du fer dans l'anémie et la chlorose, complication des plus fréquentes chez les tuberculeux ; ils oublient qu'ils ne sont pas en présence d'un état chlorotique ou anémique franc et essentiel, mais bien d'un état qui n'est que le symptôme d'une vitalité épuisée, et qu'en agissant spécialement contre lui, ils rallument le brasier et lui donnent une nouvelle ardeur.

Il est donc impossible d'avoir recours aux ferrugineux dans le traitement des maladies consomptives, et on doit le remplacer par le phosphore et l'arsenic, dont l'action est plus énergique que celle des ferrugineux, mais qui agissent d'une toute autre manière sur l'organisme ; ils ne détruisent pas, ils conservent.

L'Air comprimé.

L'air atmosphérique est le meilleur aliment des voies respiratoires ; on a donc recherché le moyen d'augmenter son absorption, et en considérant le sentiment de malaise que l'on ressent à mesure que l'air se raréfie, comparé au bien-être que l'on éprouve sous la cloche à plongeur ou en pénétrant dans les mines, c'est-à-dire lorsque la pression atmosphérique augmente, Tabarié conçut l'idée du bain d'air comprimé comme moyen thérapeutique.

« Sous son influence, les actes chimiques de la respiration ne tardent pas à s'effectuer plus complétement, les actes mécaniques sont en même temps facilités, la digestion, en vertu de sa solidarité avec l'élaboration pulmonaire, s'accomplit d'une manière plus parfaite en même temps qu'augmente la richesse de l'hématose, l'atonie générale, qui est la conséquence d'une nutrition languissante, disparaît peu à peu, la constitution se relève et se fortifie de plus en plus (1). »

Je ne puis ici décrire les appareils de Tabarié et de Pravaz, que l'on trouve d'ailleurs dans tous les établissements aérothérapiques, mais je signalerai les phénomènes physiologiques qui s'accomplissent en prenant un bain d'air comprimé.

« Augmentation de la sécrétion salivaire, diminu-

(1) Perroud, Ouvrage cité.

tion du nombre des inspirations, liberté plus grande
de la respiration, disparition ou du moins diminution
de la dyspnée, ralentissement du pouls qui peut aller
jusqu'à douze ou quinze pulsations et même, dans l'état
morbide, jusqu'à trente, une augmentation des forces,
une aptitude aux mouvements qui persiste souvent
après le bain, etc. (1). »

On comprend ainsi le bénéfice que l'on peut retirer
du bain d'air comprimé dans la phthisie pulmonaire ;
il se rapproche beaucoup des effets de l'arsenic, mais
ces derniers ont l'avantage de persister et, par suite,
d'amener une amélioration notable dans l'état général,
tandis que l'aérothérapie ne donne que des résultats
éphémères ; on est très-bien dans le bain, on respire
librement, on se sent revivre, en un mot, mais après
on rentre dans l'état primitif.

Cependant je les prescris quelquefois dans les cas de
dyspnée intense, lorsque la thérapeutique pharmacolo-
gique est impuissante à apporter un soulagement, que
le malade est sans fièvre et qu'aucun symptôme ne me
révèle une poussée prochaine ; j'en ai alors retiré des
avantages passagers, il est vrai, et cependant suffisants
pour considérer ce moyen comme utile dans ces conditions.

(1) Fonssagrives, Ouvrage cité.

TRAITEMENT DES SYMPTÔMES SECONDAIRES.

Après avoir jeté un rapide coup-d'œil sur les traitements employés dans la phthisie pour combattre cette
maladie, il nous reste à examiner les agents que la
thérapeutique met à notre disposition pour lutter contre
les symptômes secondaires de cette affection, c'est-à-
dire la toux, la dyspnée, l'hémoptysie, l'expectoration,
les vomissements, les sueurs, la diarrhée, l'insomnie,
l'éréthisme nerveux, la chloro-anémie.

La toux, symptôme essentiel de la maladie, se présente dès le début et se continue jusqu'à la fin avec
des degrés d'acuité plus ou moins prononcés ; elle
affecte deux formes , spasmodique ou expectorante.
La première se manifeste surtout au début, mais on
l'observe parfaitement aussi à une époque avancée.
L'opium et les solanées vireuses sont en général les agents
les plus employés pour la combattre ; j'ai peu recours
à l'opium et ses composés, parce que j'ai remarqué
qu'il diminuait promptement l'appétit. La belladone
est pour moi très-précieuse ; je place sur le sternum
un emplâtre de dix à quinze centimètres de diamètre
et composé avec 5 parties extrait de belladone, 5 de
résine élemi et 1 de cire blanche ; il est adhérent et
je le laisse à demeure pendant plusieurs jours. Avec
son application, très-souvent la toux perd de son intensité, sinon j'ai recours au bromure de potassium, à la

dose de 5 grammes par jour, additionné, le soir, d'un gramme de chloral avec 50 grammes de sirop béchique et 100 grammes de véhicule — à prendre par cuillerées en se couchant, et la nuit si la toux se manifeste trop énergique.

Je ne persévère pas dans l'emploi du bromure de potassium au-delà de quelques jours, à cause de son action débilitante, mais il est rare qu'une amélioration ne survienne pas promptement.

L'aconit me donne encore des succès réels, mais il faut élever la dose rapidement ; on peut la porter jusqu'à 5 grammes d'alcoolature par vingt-quatre heures, en débutant par un le premier jour.

La déglutition lente d'une cuillerée d'eau froide réussit très-souvent, l'aspiration de la fumée d'une cigarette arsénicale ou de belladone sont encore des moyens à essayer.

La toux expectorante est plus fréquente que la précédente et les mêmes agents peuvent être employés; seulement, lorsque l'expectoration est très-abondante, il faut la modérer afin d'écarter cette cause de débilité.

Le goudron trouve ici son indication la mieux justifiée ; entre toutes les préparations à base de goudron, il n'en est qu'une que l'on doive prescrire au phthisique, c'est l'eau de goudron d'après la formule du codex qui se trouve dans toutes les pharmacies et que les malades peuvent d'ailleurs préparer eux-mêmes; on doit proscrire toutes les liqueurs alcalines ou capsules de goudron, parce qu'en les absorbant, le malade prend

ou le goudron en nature, ou une solution de toutes
ses parties constituantes, aussi bien celles qui sont in-
solubles dans l'eau que celles qui s'y dissolvent naturellement, tandis qu'il faut qu'il n'emploie que l'hydrolé qui ne donne pas à redouter l'action de quelques-
uns des principes du goudron, et notamment les huiles
empyreumatiques douées de propriétés très-irritantes,
et qui peut être administré sans danger dans les périodes subinflammatoires de l'appareil respiratoire.

Dans les liqueurs de goudron, l'excès d'alcali qu'elles
contiennent agit en sens inverse et, en outre, présente
le défaut capital de transformer complétement le produit, car les résines qui sont acides ne peuvent évidemment conserver leurs propriétés en présence des
alcalins, elles doivent être toutes rejetées de la thérapeutique du phthisique qui s'en tiendra à l'eau de
goudron, seulement quelques pharmaciens la donnent
concentrée, et il suffit d'en verser une cuillerée dans
un verre d'eau pour avoir la solution désirée; on peut
y avoir recours sans inconvénient, mais cependant
j'aime mieux l'eau préparée selon l'ancien procédé, et
que tous les malades peuvent avoir à leur disposition;
elle doit être prise coupée avec du lait ou un sirop
quelconque, à la dose de quatre à six verres par jour,
dans l'intervalle des repas, ou bien avec du vin à la
place de l'eau naturelle pendant le repas.

Le D.r Hahn conseille le goudron phéniqué, après avoir
constaté la rapidité avec laquelle ce nouvel agent modifie
des bronchites aiguës ou chroniques, soit en raison de ses

qualités astringentes, ou peut-être à cause de sa puissance destructive des germes ou ferments (1).

Un bon moyen d'administrer le goudron est encore
par inhalation, c'est-à-dire en maintenant en ébullition
dans la chambre du malade un mélange d'eau et de
goudron de Norwège, ou simplement en laissant ce
dernier dans un vase ouvert.

Le sirop de bourgeons de sapin est aussi très-em-
ployé, de même les préparations sulfureuses, ce sont
tous des agents qui diminuent l'abondance de l'expectoration et modifient l'élément catarrhal, mais rien de
plus.

Conjointement avec eux, j'ai recours aux exutoires,
sous forme de petits vésicatoires ou mouches de Milan,
appliqués en général sous les clavicules, ne les laissant
suppurer que quelques jours ; je me hâte de les remplacer par d'autres, et il est bien rare que cette contre-
fluxion ne réussisse pas à calmer la toux et modérer
la sécrétion bronchique ; seulement je ne les emploie
qu'au début de la maladie, plus tard, je craindrais d'af-
faiblir et en tous cas la douleur trop pénible, le résultat trop hypothétique, pour qu'on ne doive pas l'éviter au malade.

N'oublions pas de mentionner que les balsamiques
ne doivent pas être employés s'il y a prédisposition à
l'hémoptysie et excitabilité, parce qu'alors ils produisent l'effet inverse à celui désiré.

L'hémoptysie ne peut être regardée comme la preuve

(1) Hahu, Traitement de la phthisie, 1874.

certaine de la phthisie, mais c'est l'accident qui frappe le plus le malade, comme le fait observer M. Burdon-Sanderson, il faut subordonner l'aptitude d'une hémoptysie à produire la consomption pulmonaire à l'existence antérieure de la diathèse : Une jeune fille mal réglée est prise d'une hémoptysie supplémentaire des menstrues; si elle est dans des conditions de milieu, de santé et d'hérédité qui favorisent la phthisie, elle pourra devenir phthisique, sinon l'hémoptysie ne laissera aucune trace.

M. Fonssagrives la considère avec raison comme une provocation dangereuse et rien de plus, mais ne croit pas qu'elle suffise par elle-même à produire de toutes pièces la phthisie (1).

Il faut cependant reconnaître qu'en dehors des cas cités plus haut ou d'une affection cardiaque, l'hémoptysie est bien souvent la première manifestation de la tuberculose pulmonaire, le malade s'en rétablit assez bien, on le croit guéri, car l'auscultation ne dévoile rien, et après un temps variable, la toux se déclare et les tubercules sont évidents.

Le médecin doit donc être réservé en posant le pronostic d'une hémoptysie, hors les circonstances exceptionnelles où la cause est franchement démontrée; il faut se tenir en garde contre sa gravité et les conséquences qu'elle peut avoir. Pour la combattre, il convient de s'adresser d'abord à la méthode dérivative, les pédiluves, les sinapismes sur les membres inférieurs,

(1) Walshe, ouvrage cité.

les lavements purgatifs ; le ratanhia, le tannin, le seigle ergoté ou l'ergotine sont d'un usage habituel.

La glace, les boissons froides et surtout la limonade sulfurique ne doivent pas être oubliées.

La potion de Chopart a été indiquée par Tessier et Milcent à des doses de une à quatre cuillerées par jour ; ils ont observé qu'elle réussit dans les cas où le ratanhia et l'ergot de seigle échouent ; je ne l'ai jamais administrée, ayant toujours été satisfait des moyens dont je viens de parler ; mais il est bon d'en avoir d'autres en réserve, et ce dernier ne doit pas être négligé.

Il se présente heureusement rarement, une sorte d'hémoptysie d'une gravité sans pareille, c'est celle qui coexiste avec l'évolution rapide de la phthisie ; elle est incessante comme la fièvre et la destruction des poumons ; ce cas est au-dessus des ressources de l'art ; il faut s'en tenir aux antihémorrhagiques ordinaires, car le malheureux qui en est frappé ne tarde pas à être enlevé.

La dyspnée se présente rarement chez le phthisique dans l'état de repos, s'il n'y a pas une complication cardiaque, un emphysème ou un trouble hystérique.

Elle est très-souvent nerveuse et les antispasmodiques trouvent dans ce symptôme pénible une utile application.

L'arsenic, sous forme de cigarettes Trousseau réussit très-bien à la modérer et j'en fais un fréquent usage ; il est facile de se rendre compte de ce résultat en réflé-

chissant à l'action spéciale sur la respiration de ce merveilleux médicament.

Les sueurs sont un des symptômes les plus constants
de la phthisie ; elles constituent la troisième période
de la fièvre et ne diffèrent de celles qui se manifestent
dans les accès paludéens que par leur extrême abondance ; le moyen rationnel de lutter contre elles est
de s'adresser à l'élément-fièvre, et si l'on peut la faire
disparaître ou la diminuer, il en sera de même des
sueurs.

C'est donc à l'ipéca qu'il faut avoir recours, comme
nous l'avons indiqué au chapitre de cette médication.
Cependant il arrive souvent que la fièvre et les sueurs
persistent, malgré ce traitement rationnel, surtout dans
une période avancée de la maladie, à un moment où
il n'est plus permis d'y avoir recours, par suite de l'état
d'affaiblissement du malade ; on doit alors se borner à
soulager et à essayer de modérer cette sudation, qui
active rapidement son dépérissement complet.

Dans ce but, une foule de moyens ont été indiqués :
c'est dire le résultat incertain qu'ils présentent tous.

L'agaric blanc a été fort vanté et considéré même
comme un spécifique. M. Gubler pense que s'il agit
ainsi, il le doit sans doute à son action dérivative sur
l'intestin ; on le donne en pilules, à la dose de 0,10
à 1 gramme au maximum ; je l'ai prescrit bien souvent
et n'en ai pas vu les effets qu'on lui accorde généralement.

Le tannin, le tannate de quinine, l'oxyde de zinc, la poudre Dower sont encore très-usités.

Le professeur Lasègue a été, dans ces derniers temps, le promoteur des bains généraux peu prolongés et à la température de 36° centigrades, comme moyen d'obtenir une disparition complète, ou au moins une grande diminution des sueurs des phthisiques.

Le Dr Souplet a fait connaître, dans les *Archives de Médecine* (novembre 1875), les résultats positifs obtenus par cette médication. .

J'aurais bien voulu en acquérir moi-même la preuve clinique et l'essayer sur plusieurs malades; mais j'ai toujours été arrêté par la crainte des effets d'un bain général sur un phthisique affaibli par la fièvre et des sueurs excessives; j'ai redouté comme conséquence un état suraigu et, par suite, une aggravation de tous les symptômes, et je n'ai jamais osé prescrire un bain général dans ces conditions, laissant à des confrères plus courageux le soin de corroborer les expériences du professeur Lasègue. Mais il est une médication qui ne présente pas les mêmes inconvénients et qui peut donner des résultats satisfaisants, c'est l'emploi des diurétiques indiqué par M. Gubler; sur ses indications, j'ai eu recours à la digitale et les sueurs se sont fortement modérées; j'employai cet agent, parce que chez le malade, je cherchai en même temps à produire une sédation de la dyspnée intense qui le fatiguait.

Chez un autre, j'ai prescrit 50 grammes de vin diurétique pendant quatre jours, le résultat a été le même.

Le Dr Landrieux fait remarquer qu'il ne peut exister

que deux contre-indications à cet emploi des diurétiques : L'albuminurie et la dégénérescence amyloïde,
complications rares de la phthisie pulmonaire.

C'est donc une nouvelle ressource pour le médecin
qui, dans cette circonstance, ne saurait trop en avoir
à sa disposition.

La diarrhée succède ordinairement aux sueurs, et il
est assez rare que ces deux complications soient simul-
tanées; elle est aussi moins constante que les sueurs
dans le cours de la maladie, et il est beaucoup de phthisiques qui meurent sans jamais l'avoir éprouvée.

Lorsqu'elle se manifeste avec une ténacité sans pareille, c'est dans la dernière période, ce qui a fait dire
à Baumès : « C'est avec ce symptôme que la vie se ter-
mine dans la pulmonie, et quoiqu'on ait beaucoup de
remèdes sous la main, il est rare qu'on parvienne à le
supprimer. »

Si ce grand praticien se trouvait encore parmi nous,
il verrait que son opinion est toujours de la plus parfaite exactitude ; la raison en est dans la cause de cette
diarrhée, qui est le plus souvent due à des ulcérations
intestinales

Ce n'est que lorsqu'elle survient à une période peu
avancée de l'affection que l'on peut espérer la modérer.

De même qu'à l'époque de Baumès, les agents thérapeutiques employés contre elle ne manquent pas, ils

comprennent une grande partie de la matière médicale.

Les astringents végétaux et minéraux, les opiacés, le sous-nitrate de bismuth, le nitrate d'argent, les lavements de vin, l'eau de chaux, la craie lavée, nous donnent un choix qui prouve la difficulté de lutter avec succès contre cette complication ; les lavements vineux sont cependant un moyen auquel j'ai souvent recours, parce que non seulement ils diminuent la diarrhée, mais ils soutiennent les forces du malade, ce qui est de la plus haute importance; leur efficacité a été signalée par Aran, et c'est justice.

Les vomissements provoqués par la toux sont fréquents chez le phthisique; à peine a-t-il terminé son repas que la toux survient, amenant avec elle le rejet du bol alimentaire.

Le D⁢r Thompson a constaté les vomissements dans la moitié des malades, et M. Fonssagrives les attribue avec raison à la solidarité fonctionnelle de l'estomac et du poumon qui s'explique à merveille par une communauté d'influence nerveuse; leur persistance compromet trop gravement la nutrition pour qu'on ne cherche pas tous les moyens de les arrêter.

Une potion avec 5 grammes de bromure de potassium et 1 gramme de chloral à prendre par cuillerées, dès le début de la toux, la suspend très-souvent et, par suite, entrave le vomissement, deux ou trois cuillerées suffisent ordinairement; lorsque l'action de ces agents diminue par l'habitude, le chloroforme peut les rem-

placer ; l'infusion de gentiane, additionnée d'acide cya-
nhydrique et de carbonate de soude, est signalée par
Tripier comme donnant de bons résultats.

Il indique encore l'alcool pris en petites quantités à
la fin du repas; ce moyen, qui plaît souvent aux malades,
réussit quelquefois, mais il ne mérite pas l'attention
comme les antispasmodiques.

L'insomnie, si fréquente chez les phthisiques, est
souvent causée par la fièvre, les sueurs et la toux ; c'est
en modérant ces symptômes que l'on peut obtenir le
sommeil réparateur si nécessaire aux malades, dont les
causes de déperdition et d'appauvrissement sont si nombreuses par la nature même de l'affection.

Souvent l'insomnie existe indépendamment de ces
accidents et, par suite, de l'éréthisme nerveux ; il faut
alors le combattre par les antispasmodiques somnifères,
dont l'opium et ses sels contiennent la base.

Nous avons déjà dit que l'opium ne peut être employé que lorsqu'il n'y a ni inappétence ni sueurs;
parmi ses sels, la narcéine, d'après les expériences de
Béhier, calme la toux et l'expectoration et ne détermine aucune sensation vers le tube digestif, l'action
hypnotique du bromure de potassium a été signalée par
Debout, et depuis lors il est peu de médecins qui n'en
fassent une fréquente application.

Je l'administre à la dose de 1 à 5 grammes additionné
de 0,50 à 1 gramme de chloral, dans une potion
appropriée, à prendre par cuillerée dès que le moment
du repos est arrivé; j'ai déjà parlé de cette préparation comme calmant, elle agit très-bien aussi comme

somnifère, et le malade au réveil n'est ni fatigué ni alourdi, et il est heureux du calme complet qu'il a ressenti quelques heures.

Tels sont en résumé les divers agents que la thérapeutique met à notre disposition pour lutter contre les symptômes secondaires de la phthisie pulmonaire ; quelquefois la maladie est trop puissante pour qu'il soit possible de ralentir sa marche destructive, mais souvent aussi elle se laisse arrêter dans sa voie progressive par une médication sagement combinée, en luttant sans cesse contre les nombreuses complications qu'elle présente; c'est pour obtenir ce résultat si désiré, que le praticien doit être constamment pourvu de ressources nouvelles ; il doit, dit le Dr Landrieux, « les employer sans relâche, les varier à l'infini, résister aux déperditions qui peuvent s'opérer dans les diverses régions de l'économie, car son mérite consiste à soutenir l'organisme, relever les forces et surtout à empêcher la production de toutes les causes qui aboutissent à la cachexie diathésique. »

DEUXIÈME CHAPITRE.

CLIMATOLOGIE.

Le climat, d'après M. de Humboldt, est l'ensemble des variations atmosphériques qui affectent nos organes d'une manière sensible, la température, l'humidité, les changements de la pression barométrique, le calme de l'atmosphère, les vents, la tension plus ou moins forte de l'électricité, la pureté de l'air ou la présence des miasmes plus ou moins délétères, enfin, le degré de transparence et de sérénité du ciel.

Il n'existe aucune maladie où l'influence climatologique soit plus sensible que dans la phthisie pulmonaire, aussi doit-elle occuper un rang très-important dans son traitement ; seulement il ne faut pas oublier que cette affection est pour nous une véritable maladie de langueur, de la nutrition : c'est la preuve d'une vitalité épuisée.

Toute la thérapeutique ne doit donc avoir qu'un but, tonifier, fortifier, stimuler. C'est dire que le climat qui lui convient le mieux est un climat tonique et stimu-

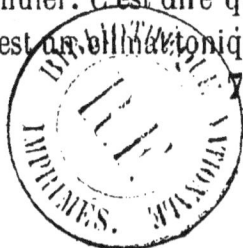

lant, sans excès cependant, car il faut redouter une tendance inflammatoire et hémorrhagique.

Il est impossible de trouver un climat parfait, réunissant, en un mot, toutes les conditions désirables, et il est inutile de le rechercher.

Il faut se borner à en demander un qui présente tous les éléments météorologiques également pondérés, ni grands froids ni grandes chaleurs, sans variations brusques, vents saisonniers de peu de durée, humidité peu sensible, voisinage de montagnes boisées placées dans une direction qui abrite des vents et permette la concentration des rayons solaires, sol sec, site pittoresque, distance assez grande de la mer, mais cependant sous son influence. Ceci est la théorie ; examinons maintenant les régions où l'on peut la mettre en pratique.

Nous rejetons les pays très-froids et très-chauds ; une statistique plus ou moins fantaisiste établira que les phthisiques ne meurent pas plus vite sous les tropiques et dans le Nord que dans les pays tempérés ; mais nous savons trop ce que valent ces documents pour qu'ils nous fassent oublier la thérapeutique que nous défendons.

Pour le phthisique, les séjours d'hiver et d'été ne peuvent être les mêmes, et suivant la localité qu'il habite, il devra se déplacer à l'une ou à l'autre de ces saisons, dont l'importance est exactement la même, et il est aussi difficile de ne pas avoir trop chaud l'été que de ne pas geler en hiver.

En France, l'été est généralement très-chaud, surtout dans les villes d'intérieur ; les malades doivent donc alors se rapprocher de la mer ou des montagnes.

Je viens de dire que le phthisique ne doit pas séjourner au bord de la mer ; il doit habiter un site soumis à son influence, mais qui n'en éprouve pas les inconvénients ; c'est-à-dire en rester à une distance de 10 à 50 kilomètres, et ne pas dépasser une altitude de 3 à 400 mètres au maximum.

Si dans ces conditions il peut rencontrer un pays montagneux couvert de chênes et de pins, aux vallons fertiles et arrosables, il devra s'y fixer pour la saison d'été, car il sera certain de ne pas avoir trop chaud et de vivre dans une atmosphère qui le tonifiera, le reconfortera, en un mot, lui donnera une forte dose de vitalité.

L'émigration des phthisiques pendant l'été vers les établissements thermaux se justifie non seulement par l'importance des résultats thérapeutiques que peut procurer l'emploi des eaux choisies avec discernement, mais encore par le changement de milieu, d'habitude, de climat dont le malade ressentira certainement de bons effets, car les thermes sont tous placés à peu près dans les conditions que je viens d'indiquer.

Pour un certain nombre, l'altitude est seulement trop élevée, c'est l'inconvénient des sources célèbres des Pyrénées et de l'Auvergne.

Dans la région des Alpes, la station de Gréoulx dont j'ai parlé à propos de sa valeur thérapeutique, présente une situation climatologique exceptionnelle qui réclame une sérieuse attention.

Gréoulx n'est pas, comme la Provence en général, sujet à des variations brusques de température, il doit ce privilége à sa topographie spéciale ; sa température moyenne est de + 15° centigrades ; le mois le plus chaud est juillet avec une moyenne de + 25°, le plus froid est janvier avec + 6°,90. Même en hiver le soleil n'est jamais obscurci par des nuages.

Exposé au midi, Gréoulx est abrité par des collines qui n'empêchent pas le libre accès des rayons solaires ; les vents du nord et du nord-ouest (mistral) sont arrêtés par les assises des collines qui l'enveloppent de ce côté, et si l'on habite une maison exposée au midi, on ne reconnaîtra leur existence qu'en les entendant souffler dans le lointain.

L'air est pur, sans humidité, bien oxygéné par la présence des forêts qui couvrent les montagnes et qui le décarbonisent promptement.

Pendant l'été, la thermométrie ne dépasse pas 28° centigrades, la température est d'une régularité parfaite et la chaleur nullement comparable à celle de la région du Midi, l'altitude moyenne 340 mètres au-dessus du niveau de la mer, le voisinage d'une rivière, le Verdon, les vents d'ouest réguliers, l'abondance des eaux rendent cette saison très-agréable, tandis que partout dans la Provence elle est insupportable.

La seconde portion du printemps, du 15 avril à fin juin, est délicieuse, ni pluies, ni vents, un soleil splendide, une végétation luxuriante, un air embaumé, tout charme, tout séduit dans ce paradis terrestre.

L'automne est magnifique de dix à quatre heures, la

température a une moyenne de 20°. La pureté incomparable de son ciel, son altitude moyenne, les montagnes qui le protègent des vents du nord, la fréquence des vents secs, thermométrie moyenne, peu de pluies, peu de variations brusques, sont les raisons qui nous portent à considérer le climat de Gréoulx comme doué de propriétés stimulantes.

Son éloignement de la mer, 50 kilomètres, le soustrait aux perturbations brusques causées par les vents du large et à la tonicité trop énergique des stations méditerranéennes dont le Dr Rochard, notre vénéré maître, a signalé les inconvénients dans la plupart des formes des maladies de poitrine.

A Gréoulx, la stimulation est évidente, mais elle est modérée, et ce climat convient admirablement, comme le traitement thermal, aux phthisies reposant sur un fond de lymphatisme.

Lorsqu'il y a éréthisme nerveux ou vasculaire, il vaut encore mieux aller passer l'été à Gréoulx que sur le bord de la mer.

Pour trouver l'hiver un climat tempéré en France, il faut s'adresser à la région du Midi, la mode est depuis longtemps acquise aux stations méditerranéennes, parce que la plupart des médecins pensent que l'air marin est utile aux phthisiques; pour nous qui connaissons toutes les localités des Alpes-Maritimes fréquentées, nous ne le pensons pas, et avons renoncé à faire séjourner la plupart de nos malades au bord de la mer. Car, comme ledit M. Fonssagrives, « la terre et la mer sont deux corps d'inégale conductibilité pour la chaleur; il y a entre l'une et l'autre un échange incessant de radiation calorifique, et de là résultent des vents plus ou moins vifs qui peuvent bien ne pas influencer le thermomètre, mais qui impressionnent la sensibilité frigorifique des malades.

» Les vicissitudes thermologiques sont incessantes au bord de la mer, et toutes les saisons se succèdent dans la même journée; de là ces bronchites intercurrentes qui abrègent la carrière des tuberculeux. »

L'humidité y est d'ailleurs constante et trop intense pour qu'ils ne s'en ressentent pas; nous convenons que l'air pur et stimulant du littoral exerce une influence favorable sur les sujets débilités, mais nous nions que les phthisiques qui vont habiter Nice et Menton doivent le mieux qu'ils éprouvent à l'inhalation de l'air marin; la cause unique de ce changement favorable est dans la bonne température qui leur épargne les épreuves de l'hiver et leur permet un exercice régulier.

Cependant, chez le sujet où le lymphatisme déborde, où la vitalité s'éteint rapidement, chez ceux enfin qui ont besoin d'être vivement stimulés, je conseille la rivière de Gênes et San-Remo, au premier rang, puis le Cannet, près de Cannes, et Hyères.

San-Remo, entourée de beaux jardins où les palmiers croissent au hasard et sans culture, jouit l'hiver d'une admirable température, d'une parfaite régularité, abritée des vents du Nord, exposée en plein midi, c'est la meilleure des stations méditerranéennes, ce qui ne veut pas dire qu'elle soit la plus fréquentée.

Le Cannet, abrité de tous les vents excepté du midi, est un séjour préférable à Cannes, car il est à 3 kilomètres de la mer, distance à peine suffisante pour faire disparaître l'humidité et la tonicité trop vive du bord de la mer.

Hyères, dans la même position par rapport à la Méditerranée, est située sur une colline à cent mètres de hauteur, double avantage qui doit la faire apprécier comme elle le mérite.

Les stations hibernales continentales sont celles que nous préférons pour la grande majorité des phthisiques ; elles sont trop nombreuses pour que nous étudions les avantages et les inconvénients de chacune, mais elles doivent avant tout réunir trois conditions : une température méridionale, être abritée contre les vents froids et pas excès de pluie ; les indications que nous avons données sur la nature du climat propre aux tuberculeux, trouvent ici leur place, et je ne puis que m'y reporter.

Cependant il existe une station pyrénéenne qui mérite notre attention, c'est Amélie-les-Bains, dont l'altitude n'est que de 255 mètres, et qui enserrée dans un cercle de hautes montagnes où les vents n'ont que très-rarement accès, jouit l'hiver d'une température exceptionnelle.

L'air y est pur, sans humidité, le soleil apparaît régulièrement et toujours si brillant, que lorsque la neige couvre les montagnes, il empêche le refroidissement de la température.

Nulle part ni à Nice, où les vents de mer perturbent l'atmosphère, ni à Pise qui est humide, ni à Madère dont la température est trop sèche, on ne trouve un hiver plus régulier, plus constant et plus doux.

Tous les malades qui y séjournent une fois pendant les mauvais mois ne l'oublient pas et sont heureux d'y accourir l'année suivante.

D'ailleurs quelle que soit la station hibernale que l'on prescrive à un phthisique, on doit lui conseiller d'apporter un grand soin dans le choix de son habitation et lui indiquer les règles suivantes dont il ne devra pas dévier :

N'occuper qu'un appartement visant au midi, toutes les pièces étant placées sur la même ligne, et proscrire ceux qui sont au midi pour une partie et au nord pour l'autre, ce changement alternatif faisant toujours éprouver une pénible impression ; les habitations ayant les salons au rez-de-chaussée et les chambres à coucher au premier étage, doivent aussi être rejetées, il faut que les diverses parties de la demeure soient de plein-pied, les malades ne sont pas alors exposés à des variations subites et à des courants d'air continuels.

Lorsque cette condition est résolue, dans l'intérêt du malade, il y a encore une précaution capitale à prendre, c'est de ne jamais quitter son appartement pour aller se promener sans s'être enquis de l'état du ciel, de la force du vent et de la hauteur du thermomètre, rien n'est plus mauvais pour un convalescent que de se trouver exposé à un changement brusque dans l'état de l'atmosphère; si le temps paraît douteux, il faut rester chez soi.

On ne doit sortir que de 11 heures à 5 heures; l'exercice du cheval, excellent chez la plupart des malades, devra être conseillé et permettra de visiter les environs du pays qu'il aura choisi.

Je ne puis abandonner cette climatologie bien incomplète, ce qui est naturel dans une étude comme la nôtre, sans rappeler une règle dans l'émigration d'un phthisique.

Il faut ne jamais oublier que le passage subit d'un climat froid à un chaud et réciproquement est plus funeste au malade que le séjour continu sous une mauvaise température.

On doit lui prescrire de ne voyager qu'à petites journées, de s'arrêter souvent dans les sites qui lui plaisent, se préparant ainsi peu à peu à demeurer sous un nouveau ciel et au milieu d'une atmosphère auquel ses poumons ne sont plus habitués.

Aujourd'hui que les stations des Alpes-Maritimes reçoivent cent mille malades de novembre à avril, provenant en grande majorité du Nord de l'Europe qu'ils abandonnent aux premiers froids pour venir, avec la rapidité de la vapeur, humer le délicieux soleil du Midi, cette observation trouve son application dans celle émigration s'accomplissant en général sans qu'on en tienne aucun compte, de même pour le retour dans le Nord.

Aussi que de malades qui croyant venir retrouver la santé à Nice, se mettent au lit en arrivant et ne le quittent plus....

Ce n'est pas leur état qui était trop avancé, comme on le dit à tort, mais c'est le voyage trop précipité qui l'a aggravé.

On doit conseiller de mettre au moins un mois pour se rendre du Nord au Midi et réciproquement.

Aux nombreux malades qui se rendent d'Angleterre à Nice ou Menton, le Dr Bennett a indiqué le séjour de Gréoulx comme le meilleur lieu d'arrêt pour les préparer à la température Méditerranéenne, ou à les en sevrer lorsqu'ils rentrent dans leur pays ; il leur conseille d'y séjourner une quinzaine de jours à l'aller et au retour.

Nous ne pouvons que faire comme lui et les engager à ne pas oublier notre recommandation, car leur existence en dépend très-souvent.

Régime alimentaire.

Disons un mot du régime alimentaire que doivent suivre les phthisiques ; d'après les préceptes qui nous dirigent dans l'étude de la maladie, il est évident qu'il doit être tonique et reconstituant.

Les aliments doivent donc comprendre les viandes riches en osmazôme, le vin, le thé et le café, les liqueurs seront d'un très-bon effet comme nous l'avons précédemment expliqué.

La quantité de l'alimentation sera limitée par le pouvoir digestif du malade.

Il faut surveiller attentivement les effets de ce régime lorsque la constitution est trop délabrée, et n'arriver alors que par degrés aux aliments dont nous conseillons l'usage habituel ; il faut aussi tenir compte de la saison et de la susceptibilité des sujets ; les uns digèrent avec une grande rapidité, le besoin de nourriture est chez eux impérieux, et s'il n'est pas satisfait, ils sont malades ; les autres sont fatigués après les repas, la digestion est pénible, difficile, il faut alors modérer l'alimentation, agrandir l'intervalle des repas et approprier leur régime à la susceptibilité de leur appareil digestif et de leur constitution.

Hygiène morale.

La plus grande consolation des phthisiques, c'est que l'illusion les enveloppe sans cesse de son voile protecteur ; ils ne se croient jamais sérieusement malades, ils sont enrhumés et conservent cette conviction jusqu'au dernier moment.

Cette erreur est bonne et mauvaise pour le médecin; elle est bonne en ce qu'il est très-facile de tromper le malade sur le résultat probable qui l'attend ; elle est mauvaise, parce que le praticien n'est pas libre dans ses prescriptions, tenant à conserver au phthisique son suprême espoir, il ne peut souvent agir comme il le ferait si le malade tremblait pour sa vie, il se confierait alors complètement à son médecin, et ce dernier ne serait plus retenu par aucune considération ; quoi qu'il en soit, son plus grand devoir est de conserver au malade son illusion protectrice, et malgré les inconvénients que cette pieuse tromperie lui occasionnent, il doit tout braver pour maintenir le pauvre phthisique dans ses rêves d'avenir.

Le travail intellectuel auquel il est porté doit être restreint à sa plus juste limite, être une distraction et non une fatigue, surtout au début de l'affection, car c'est souvent par suite d'une dépense excessive de l'activité intellectuelle que la maladie se manifeste.

Les chagrins, les soucis, les passions devraient être bannis de l'esprit d'un phthisique; c'est bien souvent irréalisable, mais cependant le devoir du médecin est de chercher à les atténuer, s'il ne peut les faire disparaître.

Ici se présente la question du mariage tant agitée par tous les auteurs ; on ne peut ignorer tous les sentiments divers qui dirigent un homme ou une femme vers l'association conjugale , et à l'époque actuelle le médecin est rarement consulté ; mais on doit quand même étudier cette question dont la gravité est toute exceptionnelle.

Deux cas peuvent se présenter, l'un des futurs conjoints est phthisique, l'autre est indemne, ou tous les deux sont atteints de cette maladie; le premier paraît de prime-abord le moins grave et cependant il égale le second.

Les dangers d'épouser un phthisique sont trop réels pour ne pas s'y arrêter.

Que l'affection réside chez l'homme ou chez la femme, elle peut se communiquer au conjoint indemne par la co-habitation et les soins qu'il prodiguera au malade.

En se mariant dans ces conditions, on va donc au-devant de la terrible affection.

L'enfant qui naîtra de cette union sera voué à la phthisie par droit d'hérédité.

Si c'est la femme qui est atteinte, elle succombera très-probablement après l'accouchement, la grossesse suivra son cours sans accidents graves, mais après la délivrance, ils surviendront sans délai, et la thérapeutique sera impuissante à modérer leur cours ; le pauvre enfant qui coûtera la vie à sa mère, réunira bien des chances pour être phthisique, rachitique ou scrofuleux.

C'est dire qu'il ne faut jamais conseiller à une personne saine d'épouser un phthisique, car elle se prépare une triste existence, si elle échappe à la maladie, ce qui peut arriver, nous n'en disconvenons pas, elle verra mourir son conjoint et probablement son enfant.

Dans notre seconde hypothèse, les deux futurs étant phthisiques ou atteints de maladies qui détermineront la tuberculose, les considérations précédentes trouvent si bien leur application qu'il est inutile d'y revenir, et on peut d'emblée conclure que le mariage doit être proscrit encore avec une plus grande énergie dans ces conditions.

Malgré ces raisons majeures, nous n'ignorons pas que les phthisiques se marieront quand même, et d'ailleurs cette diathèse est si abondante parmi nous, que si le tubercule était réellement une entrave sérieuse à toute union, leur nombre deviendrait bien restreint, ce qui serait un bonheur, car alors la phthisie rencontrerait une barrière.

Comme nous le disions au début de cet article, les considérations les plus diverses règlent aujourd'hui les unions conjugales, la santé des époux et des enfants, même leur existence, n'est plus qu'un accessoire, et il est bien rare qu'on en tienne compte si la fortune se présente à nous, même avec un poitrinaire....

Le médecin n'en doit pas moins faire entendre sa voix, elle ne sera pas écoutée généralement, mais s'il réussit seulement à sauver une famille de la désolation,

il aura rempli son mandat ; et, dans le cas contraire,
son opinion sagement exprimée au moment de la consommation du mariage, reviendra plus tard à l'esprit
des parents, ils se repentiront de ne pas en avoir tenu
compte ; dans une autre circonstance, ils s'en souvien-
dront, et le médecin aura ainsi sauvé une famille de
plus : c'est le seul triomphe qu'il doive ambitionner.

TROISIÈME PARTIE

La médication arsénico-phosphorée.

Nous venons d'examiner successivement les divers agents thérapeutiques les plus employés dans le traitement de la phthisie pulmonaire, et nous pensons avoir montré le bon et le mauvais de chacun.

Je ne m'occupe évidemment que de la phthisie lente, celle qui se présente le plus généralement, car pour la forme rapide, nous avons déjà dit qu'il n'était pas possible de la combattre avec succès, et qu'on ne pouvait qu'essayer de modérer l'état d'acuité par les moyens indiqués précédemment ; quant au pronostic, une terminaison funeste est évidente dès que cette forme est constatée.

La thérapeutique que nous étudions ne s'applique donc qu'à la forme chronique, lente, la classique en un mot.

C'est elle qui nous offre un vaste champ d'observations et que l'on peut espérer voir se terminer par la guérison; mais pour obtenir cette solution tant désirée, tant recherchée, il ne s'agit pas d'avoir sous la main un

8

agent curatif, un spécifique qu'il est impossible de rencontrer, car la maladie présente une telle réunion de symptômes et de complications que le médicament qui les combattrait tous ne peut exister.

Il n'est possible de lutter contre elle qu'à l'aide des moyens hygiéniques connus de tous et d'une réunion d'agents thérapeutiques ayant chacun une action spéciale contre un ou plusieurs symptômes de la phthisie, c'est cette collection de médicaments qu'il faut rechercher, et c'est seulement lorsqu'elle sera tout entière entre les mains du médecin que l'on pourra espérer faire disparaître les divers accidents de la phthisie pulmonaire et par suite conserver la vie au malade.

L'étude à laquelle nous venons de nous livrer sur les divers agents les plus vantés, me paraît avoir démontré qu'aucun ne satisfait pleinement aux conditions que je viens d'indiquer.

En effet, quelles sont les indications auxquelles on doive principalement satisfaire dans le traitement de la tuberculose?

Sa cause primordiale se présente d'abord à la pensée; nous avons dit que la phthisie était la manifestation d'un appauvrissement général, d'un manque de nutrition, d'une diminution de la vitalité, conséquence possible, soit de l'hérédité ou de la contagion, soit de toute maladie produisant un trouble profond dans l'organisme.

L'hérédité peut être directe, c'est-à-dire que des

parents phthisiques peuvent créer des enfants entachés de tuberculose ;

Ou bien, par métamorphose, la phthisie se développant chez un sujet dont les ascendants étaient atteints d'arthritisme, scrofule, herpétisme ou syphilis ;

Ou bien enfin, elle peut être la conséquence d'une maladie ou d'une situation physique ou morale qui, diminuant la vitalité, a causé un appauvrissement général.

En recherchant attentivement cette origine chez un phthisique qui se présente à nos soins, il est toujours possible de la découvrir parmi celles que je viens de signaler.

Cette étude doit être la première entre toutes, car elle nous conduit à une application rationnelle des moyens thérapeutiques.

Si la maladie est transmise par voie héréditaire, étudier la constitution du sujet, et si l'affection ne repose pas, par exemple, sur un fond de lymphatisme ou d'arthritisme, dans ces cas le traitement variera, l'iode sera appliqué dans le premier, l'arsenic dans le second.

Si la contagion est probable, ce qu'il est toujours facile de découvrir, éloigner d'abord le malade du foyer d'infection et combattre ensuite l'affection suivant ses complications.

Lorsque la métamorphose d'une des diathèses indiquées est évidente, la thérapeutique changera selon que la maladie sera développée par la scrofule, médication iodurée et chlorurée; l'herpétisme, médication sulfureuse et arsénicale ; l'arthritisme, l'arsenic ; la syphilis, le soufre, le chlorure de sodium et l'arsenic.

Mais comme toutes ces causes ne peuvent déterminer la phthisie que chez des sujets à état général affaibli, appauvri, quelle que soit celle à laquelle on puisse la rattacher, il faut toujours tonifier la constitution et s'adresser au phosphore, conjointement à la médication qui paraîtra utile.

On le voit, l'étiologie conduira à une thérapeutique appropriée, qui souvent amènera une notable amélioration, parce qu'elle reposera sur une base sérieuse.

Dans le traitement de la phthisie, il y a donc des agents médicamenteux spéciaux, que l'on ne doit employer que lorsque sa cause primordiale est connue, et des agents généraux qui s'appliquent à tous les malades, tous présentant une anémie profonde, un épuisement plus ou moins avancé, cause secondaire obligée de la terrible affection qui menace leur existence.

Dans cet ordre d'idées, examinons brièvement parmi les divers médicaments que nous avons étudiés, ceux qui méritent d'arrêter notre attention à cause de leur valeur thérapeutique; nous rangerons parmi ceux destinés à combattre la phthisie dans sa cause originelle, le soufre, l'iode, le chlorure de sodium, l'arsenic, et nous placerons dans les seconds, s'adaptant à tous les malades, parce qu'ils ont pour but de lutter contre l'état général appauvri ou contre un des symptômes les plus sérieux de la maladie, les contro-stimulants,

l'huile de morue, le lait, le goudron, l'alcool, le phosphore.

La médication sulfureuse, spécifique bien connu
des affections herpétiques, se recommande dans le traitement de la phthisie liée à l'herpétisme, et pour démas-
quer les symptômes obscurs de la syphilis, mais seulement lorsqu'il n'y a aucune prédisposition à l'hémoptysie et à un état aigu plus ou moins intense, car alors
cette thérapeutique ne manquerait pas d'accélérer les
accidents.

Dans le cas contraire, l'arsenic a une action non douteuse sur les manifestations herpétiques, et avec lui on
n'a pas à redouter les complications que je viens de
signaler.

L'iode est l'agent héroïque de la diathèse scrofuleuse, c'est dans la phthisie qui procède de cette ori-
rigine qu'il doit être employé. Il faut seulement ne
pas oublier son action irritante sur l'appareil digestif et
respiratoire qui ne se produit pas aussi souvent qu'on
le pense généralement, mais cependant contre laquelle
on doit se tenir en garde ; elle disparaît même complètement par l'emploi de l'iode animalisé, c'est-à-dire
combiné avec le lait, selon le procédé du Dr Bouyer,
c'est donc au lait iodique que l'on doit toujours avoir
recours, et malgré les succès que l'iode donne dans les
cas indiqués, le Dr Bouyer, qui le manie avec un talent
incontesté, reconnaît souvent utile de lui adjoindre
l'arsenic dans le cours du traitement.

L'alcool et la viande crue ne peuvent que lutter contre les accidents de la maladie, l'anémie, la diarrhée, mais non contre elle-même, c'est à tort qu'on les a indiqués dans ce but.

Le chlorure de sodium se rapproche de l'iode par la similitude de son action thérapeutique, nous l'avons déjà dit, il nous paraît devoir être réservé pour les cas où la diathèse scrofuleuse se montre avec une faible énergie.

L'arsenic par son action sur la reconstitution générale de l'organisme rejaillit sur les lésions locales, c'est donc le meilleur de tous les agents dont nous parlons ; médicament d'épargne, il diminue le mouvement de décomposition, ralentit l'activité de la respiration et décongestionne les régions fluxionnées.

Il lutte avec succès contre les diathèses herpétique et syphilitique, et réussit lorsque la médication sulfureuse n'amène aucun résultat.

Les eaux minérales alcalines-arséniées, la Bourboule en tête, doivent leurs succès dans les phthisies liées à l'arthritisme, à la présence de l'arsenic qui se trouve en abondance dans ces sources.

C'est donc l'agent thérapeutique qui mérite le plus d'attention dans la tuberculose, car c'est lui dont la somme des indications est la plus élevée.

Parmi les contro-stimulants, l'ipéca doit être préféré par les motifs donnés précédemment, il combat la fièvre avec succès et n'a pas les inconvénients du

tartre stibié; ni l'un ni l'autre ne constituent un traitement, ils sont utiles pour lutter contre les poussées
inflammatoires, ils les modèrent et les calment, et
l'emploi de l'ipéca dans ces conditions mérite d'être
signalé.

L'huile de morue doit être réservée au cas où le
rachitisme est manifeste, mais on doit la rejeter dans
toute autre circonstance; la considérer comme un agent
spécifique de la phthisie est une erreur malheureusement trop répandue, elle ne s'adresse pas à la
maladie elle-même, mais satisfait seulement à quelques
indications chez certains sujets qui peuvent la supporter ; elle est reconstituante et produit l'engraissement rien de plus, mais il faut que sa tolérance soit
parfaite, ce qui est bien rare, et que l'état fébrile ne se
présente pas, sinon il est impossible d'y avoir recours;
d'ailleurs, comme l'élément gras est le seul qui agisse en
elle, on peut le remplacer par une substance graisseuse
quelconque parmi celles que j'ai signalées.
Comme reconstituant, le phosphore doit hériter de
tous les avantages concédés à l'huile de morue depuis
trente ans, et l'engouement dont elle a été l'objet ne
doit pas résister à une saine observation des résultats
obtenus par son administration, comparée avec ceux
que donne la médication phosphorée.

Le lait est un excellent aliment pour les phthisiques,
tous peuvent être prescrits dans ce but; le koumis
français, le petit-lait, les raisins ne doivent pas nous

arrêter par les motifs déjà indiqués, lorsque j'ai parlé de ces prétendus agents.

Le goudron à l'état d'hydrolé et non de liqueur combat parfaitement la toux avec expectoration abondante, et, dans ce sens, il mérite une attention soutenue, mais il est impossible de le considérer comme un médicament curatif de la phthisie.

Le phosphore sous forme d'hypophosphite, augmente l'intensité de l'innervation, de l'hématose et de la nutrition, relevant les forces et l'appétit, il accroit la quantité et la coloration du sang, il constitue enfin l'hématogène le plus puissant.

Il ne présente pas les graves inconvénients des ferrugineux, qui doivent absolument être bannis dans le traitement de la tuberculose, comme nous l'avons expliqué.

L'hypophosphite de soude est le meilleur des reconstituants, il doit remplacer l'huile de foie de morue et le fer pour lutter contre l'anémie et l'affaiblissement général, origine secondaire de la maladie que nous étudions.

Il satisfait à l'une des indications les plus importantes du traitement, et en généralisant son emploi au détriment de l'huile de morue, on ne peut que gagner les remerciements des malades dispensés d'absorber cet affreux breuvage.

En suivant attentivement cette étude, on voit qu'au milieu de tous les médicaments employés dans le traitement de la phthisie, la médication sulfureuse a sa raison d'être et doit quelquefois donner de bons résultats dans l'herpétisme ; l'iode et le chlorure de sodium trouvent des applications excellentes dans le scrofulisme, et que l'arsenic et le phosphore méritent d'être sérieusement approfondis.

Ils ont chacun une action spéciale : le premier agit contre la maladie elle-même, dans un grand nombre de cas ;

Le second combat un des symptômes les plus redoutables de l'affection, l'affaiblissement général, le manque de nutrition.

Ce sont donc les deux agents thérapeutiques que j'emploie le plus fréquemment, parce qu'ils représentent la somme des desiderata la plus considérable ; ils demandent seulement à être administrés simultanément, nous en avons déjà donné les motifs.

L'action merveilleuse de l'arsenic se produit en retardant ou en empêchant la dénutrition et non en augmentant la force plastique, c'est un agent d'épargne, un médicament d'arrêt et non pas *un tonique,* ni un reconstituant, son usage tend au contraire à débiliter ; il faut donc à côté de lui placer un tuteur qui vienne donner au malade la tonicité qu'il ne peut mettre à son service, l'hypophosphite remplit exactement cette condition.

Hématogène par excellence, aucun autre ne peut le remplacer ni le suppléer.

La médication arsénico-phosphorée, représentée par l'emploi simultané de l'hypophosphite et de l'arséniate de soude constitue donc aujourd'hui le meilleur de tous les traitements de la phthisie pulmonaire, qui doit toujours être sthénique, tonifiant et non antiphlogistique et débilitant.

Je prescris généralement ces deux agents dans un sirop, afin d'éviter l'altération de l'hypophosphite, que les malades prennent par cuillerées en nature ou versées dans une demi-tasse d'infusion béchique quelconque ; c'est le moyen qui me parait le plus facile et le plus sûr pour un dosage exact, afin d'administrer ces médicaments.

L'emploi du sirop d'hypophosphite arsénié chez un grand nombre de malades, se chiffrant par milliers, donne de tels résultats, que l'on doit hautement proclamer que cette médication est la seule qui satisfasse aux données essentielles du traitement de la phthisie.

Et pour appuyer cette assertion, je transcris quelques observations présentant chacune la maladie sous une origine différente.

OBSERVATIONS.

PREMIÈRE OBSERVATION.— *17 mai 1870.*

M. L., 19 ans, employé de commerce, grand, élancé, bien constitué, tempérament lymphatique.

Son père est mort à 40 ans d'affection cardiaque liée à une diathèse rhumatismale ; grand-père paternel goutteux ; sa mère a quatre enfants dont il est l'aîné, tous vivants ; elle présente une grande susceptibilité de l'appareil respiratoire, mais cependant elle a 58 ans, et il n'y a encore rien de sérieux à noter ; ses père et mère vivent encore.

Ce jeune homme se présente à ma consultation pour des épistaxis très-abondantes répétées chaque jour sans céphalalgie ni symptômes aigus quelconques ; ils ont amené une grande faiblesse et un état anémique prononcé.

Toux fréquente, oppression légère à la moindre fatigue, pas d'expectoration.

L'auscultation donne au sommet gauche en arrière des craquements secs, étendus et très-perceptibles ; expiration prolongée.

La percussion indique de la matité dans cette région, le creux sous-claviculaire est très-prononcé, au poumon droit rien de saillant.

Il est facile de diagnostiquer une phthisie pulmonaire au début, ayant pour origine une métamorphose de diathèse arthritique.

Je prescris séjour à la campagne, exercice corporel, nourriture abondante et tonique, sirop d'hypophosphate arsénié 50 grammes par jour, en deux fois, demi-heure avant les repas.

11 juin. — L'hémorrhagie a perdu de son intensité, mais se renouvelle encore avec des intermittences assez grandes, seulement la fièvre survient tous les soirs depuis quelques jours ; elle est légère et n'amène pas de sudation marquée ; la toux est plus intense ; il y a expectoration le matin au réveil.

Je prescris le même traitement en augmentant de 15 grammes par jour la dose de sirop ; sulfate de quinine 0,50 en deux pilules trois heures avant le début de la fièvre, à renouveler plusieurs jours.

16 octobre. — Depuis quatre mois je n'ai plus revu ce malade, et j'apprends que la fièvre céda après quelques accès sous l'influence de la quinine ; les épistaxis disparurent, les forces revinrent, plus de toux ni d'oppression ; enfin, il se trouvait complètement guéri et abandonna tout traitement.

Mais les premiers froids réveillent l'affection, la fièvre se montre tous les soirs, la toux est fréquente le jour, quinteuse la nuit, l'expectoration assez abondante, le malade est amaigri, faible, sans appétit.

L'auscultation indique au sommet gauche en arrière des craquements humides confondus avec des secs, partout à gauche et à droite respiration rude.

Je prescris 45 grammes par jour de sirop d'hypophosphite arsénié ; un vésicatoire au sommet droit en avant, à ne laisser suppurer que quelques jours.

Sulfate de quinine 0,30 trois heures avant le début de la fièvre, alimentation riche, vin généreux.

23 octobre. — La fièvre a cédé, la respiration est plus facile, la toux moins fréquente, l'appétit bon ; même traitement et régime.

31 octobre.— Le mieux continue, le malade cesse la médication arsénico-phosphorée, malgré mon avis.

8 novembre. M. L. a eu hier et aujourd'hui un accès de fièvre très-intense terminé par une sudation abondante ; l'auscultation indique une aggravation de tous les symptômes ; craquements humides au sommet gauche en arrière, secs à droite, fosses sus et sous-épineuses, murmure respiratoire obscur partout, expiration prolongée.

Je prescris 0,50 sulfate de quinine en trois pilules.

9 novembre. — Pas d'accès ; même dose de quinine.

13 novembre.— La fièvre est continue, sueurs abondantes.

Je prescris tartre stibié 0,15, sirop diacode 30 gr., eau de laurier cerise 2 gr., eau 120, par cuillerées toutes les heures à partir de demain matin ; éviter les vomissements par la glace, la position horizontale, le repos absolu, pas d'aliments dans la matinée.

14 novembre.—Les vomissements surviennent après quelques cuillerées ; ils ne cèdent pas. Je suspends la potion pour la reprendre le lendemain ; le malade est très-fatigué, anéanti.

15 novembre. —La tolérance ne s'établit pas, devant l'état général, facies décoloré, pouls faible très-fréquent, sudation froide abondante; je renonce au tartre stibié et prescris pour le lendemain décoction d'ipéca concassé 2 gr., un litre à prendre par demi-tasses toutes les heures, en suivant les mêmes précautions que précédemment.

16 novembre. — Pas de vomissements, le malade a absorbé la dose indiquée ; vers deux heures, il a pu prendre un bouillon froid ; le soir, une soupe légère et vin de Malaga ; demain matin, même dose d'ipéca et régime.

18 novembre. — La fièvre a cédé. Je suspends la médication ; alimentation et vin généreux.

20 novembre. — Plus de fièvre, hier soir quinte de toux très-intense qui ne se modère qu'avec une potion de 2 gr. de chloral et 10 gr. de sirop d'oranger par cuillerées. Je reviens au sirop d'hypophosphite arsénié 45 grammes par jour en trois fois, demi-heure avant les repas.

27 novembre. — Hier, le malade s'est levé trois heures, appétit bon, 60 grammes de sirop.

6 décembre. — L'amélioration progresse chaque jour. M. L. sort en voiture demi-heure par jour ; il prend 75 grammes de sirop, la toux est fréquente, l'expectoration modérée.

15 décembre. — Le mieux continue, plus de fièvre ni de sueurs nocturnes, la toux s'amende chaque jour, l'auscultation démontre le calme de l'appareil respiratoire.

25 décembre. — La convalescence est complète, les accidents généraux ont cédé, l'état local s'est amélioré considérablement, le malade se croit guéri. Je l'invite à persévérer dans la médication arsénico-phosphorée en diminuant la dose de sirop peu à peu pendant un mois au moins.

15 avril 1871. — M. L. a suivi mes instructions ; il a passé l'hiver sans accidents, a repris ses occupations et n'éprouve aucun malaise ; il tousse souvent avec expectoration, la respiration est un peu rude avec expiration prolongée, des craquements secs disséminés s'observent toujours au sommet gauche en arrière, mais l'état général est parfait.

10 août. — Depuis plusieurs jours la toux est quinteuse, fatiguée, oppression sérieuse ; part pour la campagne et reprendra le sirop d'hypophosphite arsénié pendant un mois au moins.

20 novembre. — Après trois mois, je revois M. L. avec une figure fraîche et colorée, un véritable cachet de santé peint sur son visage ; je l'invite à suspendre tout traitement.

12 mai 1872. — M. L. a passé l'hiver sans garder la chambre un seul jour ; il se livre à ses occupations ordinaires et n'éprouve plus absolument rien ; le conseil de révision le déclarait bon pour le service sans mes observations réitérées.

L'auscultation démontre que nous sommes revenus au même point qu'au début de la maladie ; l'état général est parfait et la santé ne peut être meilleure ;

tout fait donc espérer qu'il est à l'abri pour longtemps d'une rechute sérieuse.

Depuis trois ans, je revois souvent M. L. Le pronostic qui précède ne s'est pas démenti : il a pris de l'embonpoint, l'état du poumon s'est amélioré peu à peu, et aujourd'hui la respiration, quoique un peu rude, est normale partout ; il peut être considéré comme guéri d'une phthisie pulmonaire au second degré.

Deuxième Observation. — *Mai 1870*.

Mlle G., 22 ans, tempérament lymphatique, a eu plusieurs atteintes d'eczéma ; son père est herpétique prononcé, sa mère ne présente rien à noter.

Hémoptysie grave depuis plusieurs jours, consécutive à la dysménorrhée ; elle cède au traitement ordinaire pour laisser diagnostiquer une phthisie pulmonaire dont les symptômes sont : craquements secs au sommet droit en avant et en arrière, oppression à la moindre fatigue, toux continue.

L'état général était satisfaisant avant la dysménorrhée et l'hémoptysie. Je prescris l'acide arsénieux en débutant par 2 milligrammes par jour ; un mois après, la fièvre survient régulièrement tous les soirs avec sueurs assez copieuses, la quinine ne la modère en rien ; craquements humides au sommet droit, gargouillement, à la fosse sous-épineuse, craquements secs à gauche, râles sous-crépitants, obscurité dans l'expiration, dyspnée intense, toux quinteuse.

Je prescris l'ipéca en lavage à la dose de 5 gr., la tolérance s'établit très-bien et je le continue quatre jours ; la fièvre cède, peu à peu les accidents aigus s'amendent et une consultation de trois confrères distingués décide d'envoyer la malade aux Eaux-Bonnes.

La saison thermale n'amène aucun changement dans l'état local.

9

15 novembre. — Acuité extrême de la lésion pulmonaire, fièvre, sueurs abondantes, crachats muco-purulents, craquements humides partout à gauche; il existe une petite caverne au sommet droit.

Ipéca pendant plusieurs jours, la fièvre tombe encore cette fois, je prescris le sirop d'hypophosphite arsénié à la dose de 50 grammes par jour, la solution arséni-cale employée au début n'ayant amené aucun résultat.

5 décembre. — Le traitement fait merveille, la toux et l'oppression sont fortement calmées, l'appétit est bon, la menstruation se régularise, les forces se relèvent, la malade prend 60 gr. de sirop par jour.

20 décembre. — L'amélioration se maintient parfaite, je descends à 45 gr.

5 janvier 1871. — Même état; la toux est insignifiante, sauf le matin au réveil où il y a expectoration; je prescris 30 gr. de sirop pendant 15 jours, puis suspension de la médication.

Mars 1871. — Mlle G. qui a vu son état se maintenir satisfaisant pendant tout l'hiver, est prise de bronchite aiguë; les symptômes inflammatoires observés en novembre se déclarent de nouveau avec tout leur cortège; ipéca en lavage, vésicatoire sur le sternum, puis la médication arsénico-phosphorée est reprise dès que la fièvre est tombée.

Après un mois de traitement, la malade est assez bien pour se rendre à Menton, afin d'éviter la saison des vents à Marseille; elle continue l'administration du sirop d'hypophosphite arsénié à la dose de 45 gr., puis de 30 gr. par jour et le cesse après un mois.

5 juin. — Elle revient dans sa famille en parfaite santé ; l'état général est excellent ; le sommet droit est le siége de craquements secs, point où existait la cavernule ; à gauche rien à noter, mais des deux côtés expiration prolongée ; la toux est légère, constante, sans expectoration.

Depuis quatre ans, Mlle G. a continué de jouir d'une bonne santé ; elle a perdu son père et sa mère en quelques mois : ces grandes émotions ont amené de légères rechutes qui n'ont pas résisté à quelques semaines de traitement. La guérison est donc aussi complète qu'il est possible de l'obtenir.

Troisième Observation. — *Juillet 1872.*

M. D., négociant, 58 ans, tempérament nerveux, a eu souvent des bronchites. Deux frères morts phthisiques, son père d'affection cardiaque liée à arthritisme ; sa mère vit encore et est atteinte de névralgie rhumatismale depuis longues années. Malade depuis un an, dit-il, se présente à ma consultation avec tous les symptômes de la phthisie pulmonaire à la fin de la première période.

Il n'a pas de fièvre, mais la toux et l'oppression sont constantes et le fatiguent beaucoup ; crachats peu abondants ; appétit satisfaisant ; la maigreur est extrême ; le facies altéré.

Matité au sommet gauche du creux sous-claviculaire ; il est très-prononcé ; craquements secs très-nombreux dans tout le poumon gauche, disséminés à droite ; murmure respiratoire obscur partout ; expiration prolongée.

M. D. a suivi divers traitements sur les conseils de plusieurs médecins, a pris successivement l'huile de morue, la solution du biphosphate de chaux, le sirop de lacto-phosphate de Dusart et celui d'hypophosphite de chaux de Churchill, le tout sans éprouver aucune amélioration.

Je lui prescris une alimentation tonique abondante et le sirop d'hypophosphite arsénié 30 gr. par jour

en deux fois, demi-heure avant les deux principaux
repas.

Je revois quelquefois ce malade pendant l'été, il ne
présente pas de changement bien sensible ; il est
d'ailleurs très-rebelle aux ordonnances, se croit simplement enrhumé et ne suit pas probablement la médication arsénico-phosphorée aussi bien qu'il le dit.

15 novembre. — Je suis appelé auprès de lui et le
trouve alité depuis plusieurs jours.

La fièvre est continue, la toux intense, les crachats
muco-purulents, l'oppression extrême.

Râles sous-crépitants et craquements humides dans
les deux poumons du sommet à la base, caverne en
formation au sommet gauche en arrière.

5 grammes d'ipéca en décoction n'est pas toléré le
premier jour par l'imprudence du malade qui a voulu
manger trop tôt.

Le lendemain même résultat, je suspends pour
recommencer après deux jours de repos.

Avec l'emploi de la glace, les vomissements ne surviennent pas.

Le soir, la toux est continue pendant plusieurs heures
sans une minute de calme ; potion avec 5 gr. de bromure potassique et 2 gram. de chloral à prendre par
cuillerées jusqu'à sédation ; vésicatoires volants sous les
clavicules, puis à la base du thorax.

La fièvre ne tombe qu'après l'administration de l'ipéca
pendant cinq jours consécutifs à la dose de 5 et 3 gr.,
la tolérance s'étant parfaitement établie et le malade

n'étant pas plus fatigué que la gravité de sa situation ne le comporte.

A plusieurs jours de calme succède une fièvre intense tous les soirs. Je prescris 0,50 de sulfate de quinine en trois pilules ; pas d'action sensible. Je reviens à l'ipéca à la dose de 2 gr. tous les matins, en suivant les règles ordinaires pour les contro-stimulants ; la fièvre ne cède que peu à peu ; pas de diarrhée.

La toux persistant malgré la potion calmante, j'applique sur le sternum un emplâtre de 15 centimètres de diamètre, composé de 5 parties d'extrait de belladone, 5 de résine élémi et 1 de cire blanche, à laisser en place et un large vésicatoire sur les côtés du thorax ; potion alcoolature d'aconit 5 gr. et chloral 2 gr. par cuillerées le soir pendant les quintes de toux.

15 décembre. — Le calme est assez notable pour prescrire le sirop d'hypophosphite arsénié 45 gr. par jour, puis 60, tout en continuant les divers agents indiqués ci-dessus : eau de Vals (source Dominique), aux repas, alimentation tonique, thé de bœuf, vin de Bordeaux et d'Espagne.

10 janvier 1873. — Le malade peut quitter son lit quelques heures, l'acuité est éteinte, il n'y a plus de fièvre, l'expectoration muco-purulente est très-abondante. Je prescris l'eau de goudron mélangée à l'eau Bonnes ; l'appétit est bon, les forces augmentent peu à peu.

15 février. — M. D. reste levé toute la journée, la toux est seulement intense le matin au réveil, la dyspnée a disparu, la digestion est facile ; l'auscultation fait

reconnaître une notable amélioration à droite; à gauche, la caverne tend évidemment à se cicatriser ; la base du poumon est dégagée ; le malade prend toujours 15 gr. de sirop d'hypophosphite arsénié, soit 15 milligrammes d'arséniate de soude et 1 gr. 50 d'hypophosphite de soude.

1er mars. — La dose est portée à 20 milligrammes et 2 grammes.

10 mars. — Il commence à redescendre l'échelle et revient à la fin de mars à 45 gr. par jour.

1er avril. — L'amélioration est remarquable, c'est une vraie résurrection. M. D. tousse toujours le matin avec expectoration, mais elle est de bonne nature et peu abondante, l'appétit est parfait, les forces bien meilleures que depuis plus d'une année ; il reste encore dans son appartement et ne le quittera pour aller à la campagne que vers le 15 mai.

1er juillet. —M. D. reprend ses occupations trouvant qu'il ne s'est jamais mieux porté; il cesse tout traitement.

Depuis deux ans, aucun accident n'est survenu, il y a toujours un peu d'oppression après une marche active, la respiration est rude, l'expiration prolongée, quelques craquements secs à gauche au point où siégeait la caverne, mais l'état général est parfait et la guérison aussi complète que possible.

QUATRIÈME OBSERVATION. — *Mai 1873.*

Mme L., 25 ans, constitution scrofuleuse, poitrine large et bien développée, présente des cicatrices caractéristiques au cou, ne fournit aucun renseignement sur ses ascendants décédés. Mariée depuis cinq ans, n'a pas eu de grossesse ; malade depuis six mois, dit-elle, a débuté par une bronchite qui n'a cédé à aucun des traitements prescrits par plusieurs confrères, huile de morue, bi-phosphate de chaux.

Appelé auprès d'elle, il est facile de reconnaître une phthisie pulmonaire à la période aiguë ayant pour origine le scrofulisme.

Fièvre tous les soirs pendant plusieurs heures, terminée par des sueurs très-abondantes, la toux est continue, expectoration muco-purulente très-copieuse, grande maigreur, appétit complètement nul, pas de diarrhée, menstruation régulière.

Matité aux deux sommets en avant et en arrière, craquements humides dans toute l'étendue du poumon gauche, petite caverne au sommet gauche au niveau de la fosse sus-épineuse ; à droite, craquements secs partout et humides au sommet.

J'essaie d'abord de modérer la fièvre par l'emploi du sulfate de quinine dont je prescris trois pilules de 0,10, à prendre quelques heures avant la fièvre ; emplâtre de belladone sur le sternum, deux mouches de Milan creux sous-claviculaires, badigeonnage teinture d'iode sur les côtés du thorax ; sirop d'hypophosphite arsénié 30 gr. par jour, eau de Vals (source Dominique).

15 mars. — La fièvre cède à la quinine, mais la toux est intolérable, l'excitation nerveuse est très-forte, pas de sommeil, appétit nul ; la malade prétend que le sirop l'empêche de manger ; je le suspends et prescris une potion de bromure potassique 5 gr., chloral 2 gr., alcoolature d'aconit 3 gr., par cuillerées la nuit; infusion de quassia-amara, vin généreux, thé de bœuf.

25 mars. — Elle est plus calme, dort quelques heures, je reviens au sirop d'hypophosphite arsénié, 30 gr. par jour dans 1/4 de tasse d'infusion.

30 mars. — L'appétit se réveille, la toux perd de son intensité, Mme L...... se lève quelques heures, 45 gr. de sirop quotidiennement.

5 avril. — Elle est satisfaite de sa situation, l'expectoration diminue chaque jour, 60 gr. de sirop.

10 avril.—La diarrhée survenant, je reviens à 30 gr., l'appétit est bon, la malade désire manger, elle dort bien, tousse seulement le matin et le soir avec expectoration peu abondante.

15 avril. — La diarrhée a cessé complètement, je porte le sirop à 45 gr. puis à 60 ; l'amélioration persiste.

25 avril. — Le mieux très-marqué existant depuis plusieurs jours disparaît, la toux est très-opiniâtre surtout la nuit, la malade a suspendu brusquement la

médication arsénico-phosphorée, je prescris un pur-
gatif, limonade magnésienne et une potion calmante.

30 avril.   Même état, malgré les sédatifs, je reviens
à 60 gr. de sirop d'hypophosphite arsénié.

10 mai. — Mme L..... a d'elle-même porté la dose
de sirop à 90 gr. ; la toux est complètement tombée,
l'appétit parfait, les forces reviennent rapidement, elle
sort deux heures en voiture et est heureuse de sa
situation actuelle.

20 mai. — Elle a continué de prendre la même dose
quotidienne, soit 18 milligr. d'arséniate et 1 gr. 80
d'hypophosphite de soude ; je l'invite à diminuer progressivement pour s'en tenir à 45 gr.

Le résultat obtenu est surprenant ; si ce n'était l'auscultation qui démontre des craquements secs, disséminés à droite et compacts à gauche, avec râles au
sommet, on ne la croirait pas malade tant l'état général
est parfait.

L'otite des phthisiques se déclare aux deux conduits
auditifs et inquiète Mme L... Traitement *ad usum*.

30 mai. — Elle ne prend plus que 30 gr. de sirop,
sort tous les jours, se livre aux soins de sa maison et
revient complètement à la vie.

17 juin. — Cesse la médication arsénico-phosphorée et se rend en Suisse, son pays natal, où elle
fera une saison aux eaux de Loèche.

15 septembre. — Mme L.... . n'a éprouvé aucune
rechute depuis son départ ; sous l'influence du climat

de la Suisse et des eaux, elle a pris de l'embonpoint et n'éprouve qu'une légère toux le matin.

Depuis deux ans, la même situation s'est parfaite-ment maintenue et consolidée, elle se trouve guérie et j'espère bien qu'il en sera ainsi.

Cinquième Observation. — *Janvier* 1874.

Mme G....., mère de deux enfants, 26 ans, famille maternelle enlevée par la phthisie.

Depuis son dernier accouchement, il y a cinq mois, elle tousse et expectore abondamment, la fièvre ne la quitte pas, la diarrhée est rebelle à tous les agents prescris par plusieurs confrères , la maigreur est extrème, les vomissements suivent toute alimentation.

L'auscultation indique une caverne de 5 centimètres de diamètre sous la clavicule droite ; par suite de l'état général, la malade me parait perdue et je ne dissimule pas à son mari qu'il n'y a rien à essayer ; il me supplie de ne pas abandonner sa femme. Touché par ses prières réitérées, je lui promets de tenter un dernier effort pour prolonger une existence trop compromise.

Je prescris 0,25 centigr. de sulfate de quinine par jour au moment de l'accalmie, thé de bœuf glacé par cuillerées à café, vin de Bordeaux sucré froid, lavements vineux matin et soir, sirop d'hypophosphite arsénié 50 gr. en trois fois, à porter à 45 dans trois jours, si rien de plus grave ne survient ; je visite cette malade tous les jours et constate d'abord que la diarrhée est réduite à 4 ou 5 selles, elle supporte l'alimentation conseillée, la fièvre perd de sa durée,

Je porte le sulfate de quinine à 40 centigr. et le

sirop à 60 gr.; la fièvre cède quelque jours et reparaît encore mais légère et n'amenant qu'une sudation supportable.

25 janvier. — Même état ; il est évident qu'une amélioration survient peu à peu.

L'alimentation est augmentée progressivement, les œufs, le poisson, la viande rôtie sont supportés.

10 février. — Le sirop est pris à 90 gr., les gargouillements diminuent, souffle amphorique, plus de fièvre, appétit bon, les forces se développent, la malade peut se lever deux heures.

25 février. — L'amélioration persiste, même dose de sirop.

10 mars. — On la reporte à 60 gr. puis à 45 huit jours après.

15 avril. — Cette malade qui me paraissait perdue il y a trois mois, se relève progressivement, elle quitte son appartement et sa famille la croit sauvée, la caverne existe toujours mais tend à la cicatrisation, l'état général est surtout complètement changé.

Mai 1875. — Mme G... a eu plusieurs poussées, depuis une année toutes ont cédé au traitement.

Aujourd'hui elle n'est certainement pas guérie, mais elle vit encore, ce qui est étonnant par suite de l'état où elle se trouvait en janvier 1874, et peut-être que de longues années d'existence lui sont réservées.

SIXIÈME OBSERVATION. — *Mai* 1874.

M. M…, âgé de 20 ans, élève de l'école centrale, a passé de brillants examens, c'est un travailleur infatigable, n'ayant en vue que l'étude des sciences mathématiques, à laquelle il s'est livré avec un excès tel qu'il en est résulté une profonde anémie.

Une bronchite est survenue, puis la phthisie s'est manifestée précédée de plusieurs hémoptysies ; son père et sa mère vivent en bonne santé et ne paraissent atteint d'aucune diathèse ; la maladie de M. M… est donc seulement produite par l'appauvrissement général, l'anémie exagérée développée chez lui par l'accès du travail intellectuel.

Je le trouve alité depuis un mois et malade depuis six ; le diagnostic est évident à première vue ; phthisie à la période de ramollissement, cavernes aux deux sommets, au niveau du creux sous-claviculaire ; fièvre continue, sueurs nocturnes, expectoration muco-purulente, diarrhée ; appareil digestif en très-mauvais état.

Décoction d'ipéca plusieurs jours consécutifs à faibles doses.

La fièvre diminue d'intensité, alimentation tonique sous un petit volume ; puis médication arsénico-phosphorée selon les indications déjà mentionnées.

Août 1874. — Trois mois après, cet intéressant malade est assez bien pour se rendre aux eaux de

Gréoulx où un séjour d'un mois change considérablement l'état général, la toux est peu fréquente, l'expectoration modérée, la fièvre l'a complètement abandonné, les forces reviennent.

10 novembre. — Il se rend à Hyères pour séjourner l'hiver.

Mai 1875. — Je revois M. M...., il n'a éprouvé aucune rechute et présente un cachet de santé très-satisfaisant; une dyspnée légère est le seul signe apparent qui indique la maladie, l'auscultation fait reconnaître que les deux cavernes se sont cicatrisées, à leur place on entend des craquements secs de guérison. Tout fait espérer qu'il survivra à la grave secousse qu'il a éprouvée.

Ces observations démontrent l'action exceptionnelle et très-efficace de la médication arsénico-phosphorée, même dans les phthisies avancées ayant atteint un développement qui généralement ne laisse plus aucun espoir.

Quoique les malades que je présente aient été traités il y a déjà plusieurs années, notamment les quatre premiers, je ne me dissimule pas qu'ils ne sont pas à l'abri d'une rechute, c'est-à-dire que de nouvelles poussées tuberculeuses puissent se manifester chez eux sous l'influence de circonstances difficiles à prévoir, mais on pourra peut-être encore les arrêter, et, en tous cas, quoiqu'il arrive, leur existence aura été prolongée au-delà des limites que leur situation paraissait indiquer.

Ces observations montrent encore que le traitement doit être varié et variable à l'infini, tous les symptômes doivent être activement combattus avec des armes spéciales ; j'ai mentionné celles que je crois les meilleures pour les divers accidents, mais il est évident que la lutte la plus vive est celle à engager contre la diminution de la vitalité, l'appauvrissement complet d'abord et ensuite contre la diathèse elle-même.

C'est dire que la médication arsénico-phosphorée trouve son application dans le plus grand nombre des formes de cette affection, sans exclure aucun des autres agents dont la valeur n'est pas douteuse.

Le sirop d'hypophosphite arsénié constitue d'ailleurs une notable amélioration dans l'emploi du phosphore et de l'arsenic, en ce qu'il permet de donner ces deux médicaments à doses parfaitement graduées, et de les laisser entièrement à la disposition des malades sans redouter aucun accident et craindre aucun danger.

Comme nous l'avons vu dans les observations, je prescris cette préparation en débutant chez les adultes par 30 gr. par jour, soit six cuillerées à café à prendre en deux fois, demi-heure avant les repas, soit pure, soit dans une tasse d'infusion au goût du malade ; suivant les effets manifestés, je porte la dose successivement jusqu'à 90 gr. et ne la dépasse que dans des circonstances exceptionnelles, car chaque cuillerée à café contenant 1 milligram. d'arséniate et 10 centigram. d'hypophosphite de soude, le malade absorbe donc 18 milligram. du premier et 1 gr. 80 du second, quantités que l'on ne doit laisser prendre que lorsque l'habitude a fait disparaître la sensibilité spéciale du sujet. Chez les enfants, on pourra en augmentant d'une tous les huit jours, arriver à leur donner cinq cuillerées à café dans la même journée.

Si la diarrhée se manifeste dès le début du traitement, il faut diminuer la dose administrée et y revenir dès que cet accident a disparu.

La médication arsénico-phosphorée ne doit pas être prescrite lorsque la fièvre est intense, car alors la première indication est de la combattre par les agents appropriés, et la sédation étant obtenue, donner le sirop d'hypophosphite arsénié.

La fièvre légère, peu sensible, ne le contre-indique pas; si une hémoptysie se manifeste, il faut le suspendre tant que la fluxion sanguine persiste, et chez les malades qui y sont sujets, ne le prescrire qu'avec réserve et en modérant sensiblement les doses.

La nourriture doit être aussi abondante que possible, substantielle, tonique ; enfin, on recherchera le goût des malades de manière à favoriser les fonctions de l'estomac, en n'ayant d'autres limites que l'appétit et la faculté de digérer.

Quand l'ensemble de la situation est complètement satisfaisant, il ne faut pas cesser brusquement la médication arsénico-phosphorée, mais bien diminuer progressivement les doses comme on les avait augmentées, de manière à maintenir pour quelque temps dans leur

expression la plus bénigne les signes de l'action thérapeutique.

Ce traitement doit être d'ailleurs de longue durée si
on veut voir persévérer l'amélioration obtenue dès le
début ; il ne peut en être autrement dans une maladie
qui est la preuve d'une profonde altération de l'organisme ; ce n'est que par une action modificatrice longtemps prolongée que l'on peut espérer la reconstitution
du sujet et voir la phthisie disparaître pour une période
plus ou moins étendue qui peut conduire le malade à la
limite ordinaire de la vie.

CONCLUSION.

Arrivé au terme de cette étude, je ne sais si j'ai prouvé mes prémisses à mes lecteurs, et si je leur ai démontré que, de tous les agents thérapeutiques employés contre la phthisie pulmonaire, le phosphore et l'arsenic étaient ceux qui réunissaient les avantages les plus sérieux, à la condition d'être administrés conjointement, afin que les défauts de l'un soient corrigés par les qualités de l'autre.

Je reconnais certainement la valeur des médications sulfureuse, iodurée, chlorurée, des agents tels que les contro-stimulants, le goudron, l'alcool ; mais ils ne satisfont qu'à des indications particulières, et les cas où l'on peut espérer un bon résultat de leur emploi sont parfaitement délimités.

La médication arsénico-phosphorée, au contraire, trouve son application dans la plupart des formes de la maladie, et elle combat avec succès les symptômes les plus sérieux ; elle doit seulement être soutenue par d'autres agents médicamenteux ayant une action particulière contre les accidents divers de l'affection. Cette médication ne constitue pas un spécifique, je le répète, et ces recherches le démontrent, il n'y a pas d'antidote, de panacée pour la phthisie, et vouloir l'admettre, c'est oublier son origine.

Quelle que soit la conviction qui restera dans

l'esprit de mes confrères, j'espère avoir contribué à démontrer avec beaucoup d'entre eux que la phthisie peut se guérir.

Pour y parvenir, il faut éloigner toutes les causes qui dépriment la vitalité et sont contraires au développement des fonctions vitales ; une hygiène bien entendue et bien comprise basée sur l'étiologie, un usage éclairé des agents thérapeutiques, tels sont les éléments du traitement qui peut ranimer la vitalité qui s'éteint et arrêter les progrès de la redoutable affection dont la guérison peut s'accomplir de deux manières différentes.

Laissons sur ce sujet parler le Dr Mascarel : « Tout le monde sait que le tubercule peut se durcifier, se concréter et s'imprégner de dépôts calcaires, c'est le tubercule crétacé ; ou bien il se ramollit, se désagrège et est expulsé par les efforts de toux, mélangé avec les produits de sécrétion des bronches.

» Dans ce dernier cas, il reste à sa place une cavité ou caverne dont les parois peuvent se rapprocher, se souder et donner naissance à des brides cicatricielles si la solution de continuité est petite. Dans le cas contraire, la poche creusée au sein du parenchyme pulmonaire peut rester fistulaire et se recouvrir d'une fausse membrane muqueuse dont les produits s'identifient avec ceux des bronches et de la trachée, aussi pouvons-nous dire, avec Carswel, que l'anatomie pathologique n'a jamais démontré avec une évidence plus éclatante la curabilité d'une maladie que celle de la phthisie pulmonaire. »

Le phthisique guéri doit sans cesse se tenir en garde contre de nouveaux accidents et prendre au sérieux le premier avertissement qu'il a reçu ; plus il est jeune plus est grand l'espoir d'avoir échappé à la diathèse qui domine l'affection paraissant parfaitement guérie ; mais lorsque l'état général est seulement amélioré, les malades doivent se garder de se livrer à une vie active avec ses devoirs et ses soucis ; accepter bravement l'invalidisme, dit le Dr Bennett, et se faire une existence tranquille aussi agréable à eux-mêmes et utile aux autres qu'il est possible.

Comme conclusion, rejetons donc le désespérant pronostic de Laennec, et proclamons, avec Pidoux, Hérard et Cornil, Mascarel, Bennett, que la phthisie pulmonaire peut être guérie.

En terminant ce travail, je laisse évidemment plus d'un point noir non éclairci, c'est aux médecins qu'il appartient de le juger.

FIN.

ERRATA.

Page 23, à la note, au lieu de : *Pidoux,* lisez : *Perroud*

Page 28, ligne 9, au lieu de : *avant cette,* lisez : *avant de cette*

Page 40, ligne 17, au lieu de : *de tartare,* lisez *des tartares*

Page 59, ligne 11, au lieu de : *de faire,* lisez : *de boire*

Page 61, ligne 30, au lieu de : *qui ayant,* lisez : *qui ayant*

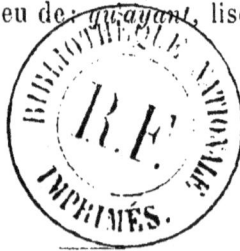

TABLE DES MATIÈRES.

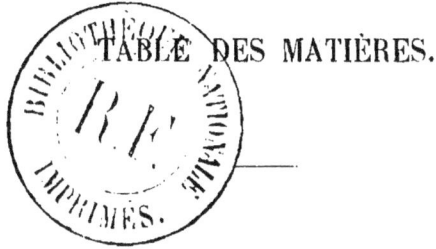

	Page
Introduction	5
Première Partie. — *Considérations générales sur la phthisie pulmonaire.* — Anatomie pathologique	9
Phthisie chronique	15
— caséeuse	15
— aiguë	15
Signes fournis par la percussion et l'auscultation	16
Causes de la phthisie	22
Hérédité	22
Contagion	26
Observations à l'appui	28
Influence climatérique	32
Deuxième Partie. — *Chapitre premier.* — Les divers traitements de la phthisie	33
Division du sujet	33
Huile de morue et ses succédanés	55
Lait, koumiss, petit-lait, raisin	39
L'alcool et la viande crue	43
Le vin	45

Le café et le thé.. 47

Tartre stibié.. 48

Ipécacuanha... 52

Digitale.. 53

Médication sulfureuse..................................... 54

Eaux-Bonnes... 56

Eau d'Allevard... 56

Le phosphore et ses composés............................. 60

Insolubilité des phosphates............................... 61

Expériences du D<sup>r</sup> Lestage........................... 61

—   du D<sup>r</sup> Rabuteau...................... 62

Action physiologique des hypophosphites.............. 64

Leur action dans la phthisie pulmonaire.............. 64

Leur infidélité par suite de leur altération fréquente.. 65

Moyen d'y remédier....................................... 65

L'arsenic et ses composés................................ 66

Son action physiologique................................. 67

Propriétés thérapeutiques................................ 68

Eaux minérales arsénicales............................... 72

L'iode, le chlorure de sodium, le fer................. 74

Eaux minérales iodurées.................................. 76

Les eaux de Gréoulx...................................... 76

Le chlorure de sodium.................................... 78

Les eaux chlorurées...................................... 79

Le fer et sa contre-indication dans la phthisie....... 79

L'air comprimé... 82

Traitement des symptômes secondaires.............. 84

La toux.. 84

Le goudron et ses préparations...................... 85

L'hémoptysie................................. 87

La dyspnée................................. 89

Les sueurs................................. 90

La diarrhée................................. 92

Les vomissements................................. 93

L'insomnie................................. 94

Chapitre deuxième. — Climatologie................. 97

Le climat de Gréoulx.......................... 98

Stations méditerranéennes........................ 101

Id. continentales............................ 103

Conseils spéciaux............................. 105

Régime alimentaire............................ 107

Hygiène morale................................ 108

Le mariage des phthisiques...................... 109

TROISIÈME PARTIE. — La médication arsénico-phosphorée... 113

Etude comparative.............................. 115

Sirop d'hypophosphite arsénié.................... 122

Observations. — 1re Obs....................... 123

2e Obs....................... 129

3e Obs....................... 132

4e Obs....................... 136

5e Obs....................... 140

6e Obs....................... 142

Résumé................................. 143

Conclusion générale............................ 147

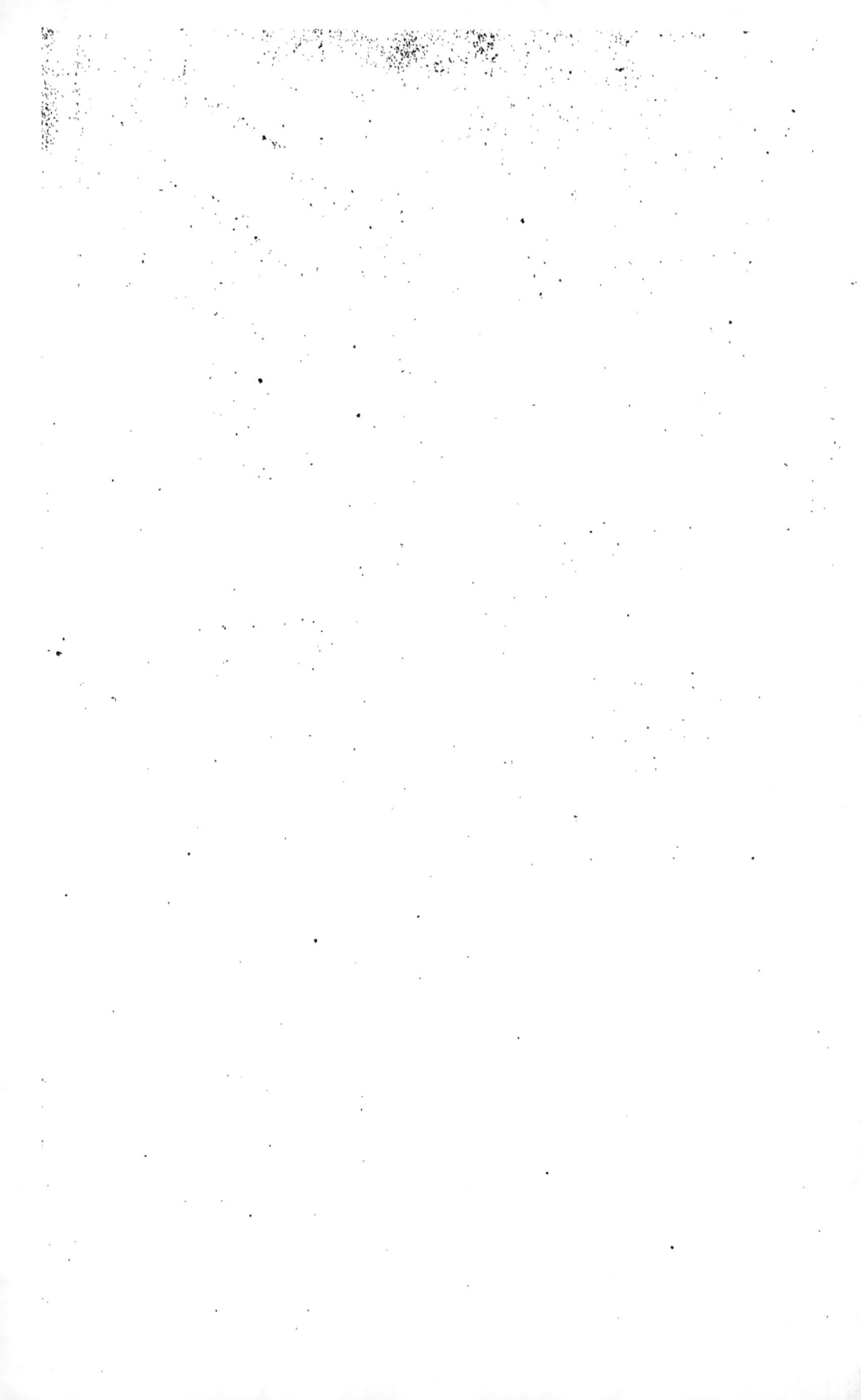

Montpellier, imp administrative, L. Cristin et Ce, rue Vieille-intendance, 5.

www.ingramcontent.com/pod-product-compliance
Lightning Source LLC
Chambersburg PA
CBHW071843200326
41519CB00016B/4211